JN245207

Denture of the Maintenance

デンチャーメインテナンス

【監修】谷田部 優　【編著】前畑 香　　三宅宏之　湯田亜希子

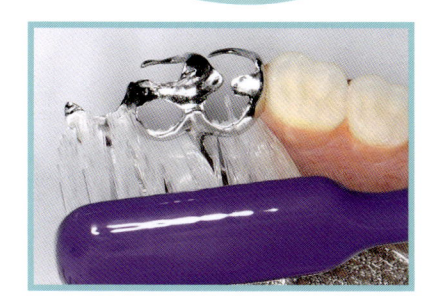
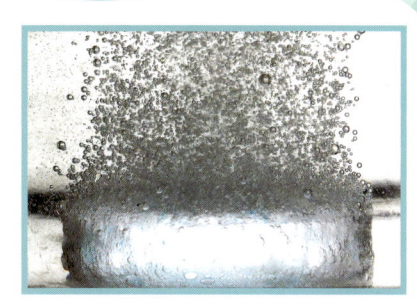

デンタルダイヤモンド社

● はじめに

　昨今、超高齢社会に突入したわが国では、オーラルフレイルへの対策が謳われ始めています。

　オーラルフレイルとは、「口腔機能の軽微な低下や食の偏りなどを含み、身体の衰え（フレイル）の一つ」と定義されています。なかでも義歯装着高齢者では、摂食・嚥下機能と義歯の関係が重要視され、口腔内の衛生管理として、義歯を正しくケアする必要性が改めて問われています。

　本書は、歯科医療従事者だけではなく、義歯装着高齢者とその介助者の方々にも基本的な義歯のケア方法などを知っていただく一助となることを目的とし、とくに義歯の機械的清掃と化学的清掃に焦点を当てて執筆しました。

　本書を通じ、多くの義歯が正しくケアされ、少しでも長く口腔内で機能し、患者さんの健康に寄与できれば幸いです。

2017年8月
執筆者一同

Denture of the Maintenance
デンチャーメインテナンス | Contents

Introduction デンチャーメインテナンスの基礎知識

Chapter1 機械的清掃

Chapter2 化学的清掃

Contents

Chapter3 義歯のプロフェッショナルケア

Chapter4 トピックス

デンチャーメインテナンスの基礎知識

● 総義歯

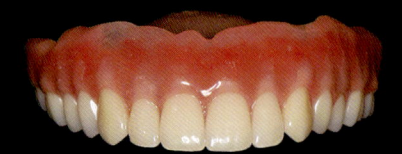

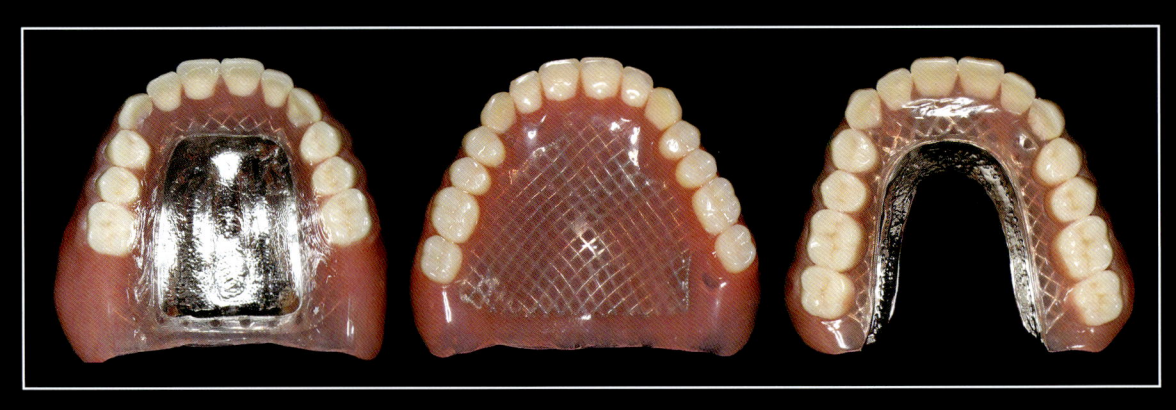

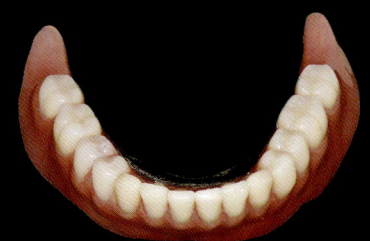

● 部分床義歯

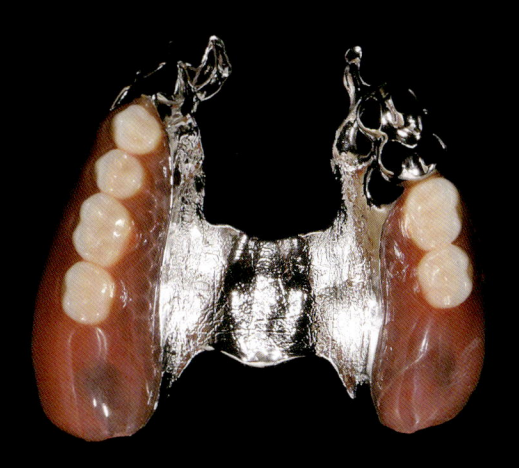

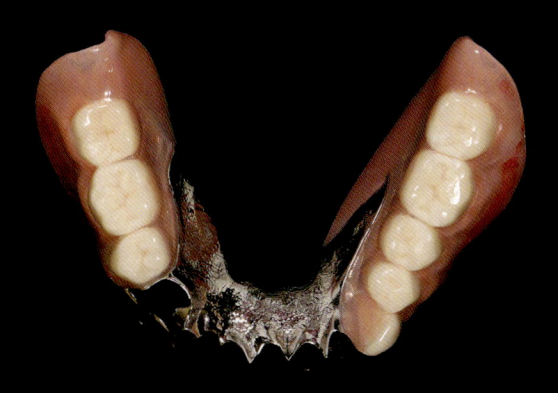

● デンチャープラーク 歯石様沈着物

デンチャープラーク

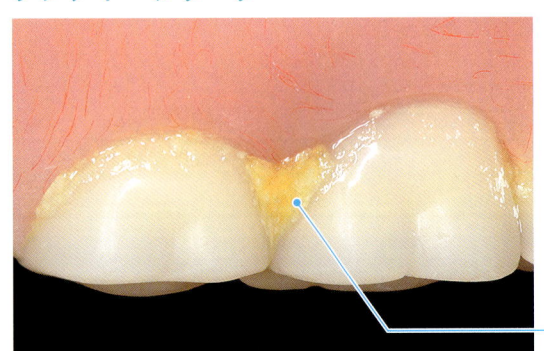

● 義歯用ブラシで除去可能

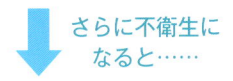
さらに不衛生に
なると……

歯石様沈着物

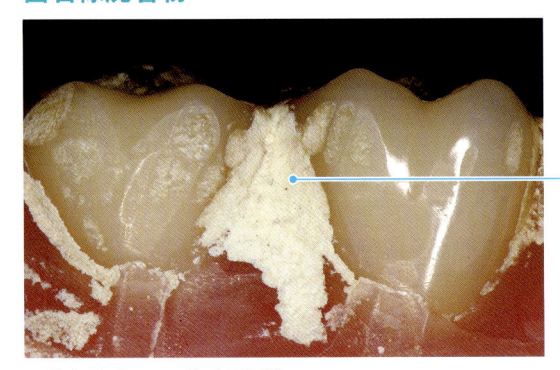

● 義歯用ブラシで除去不可能

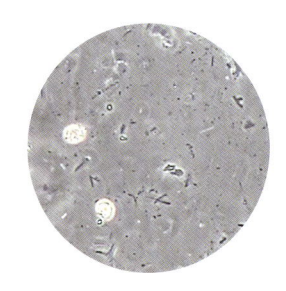

　デンチャープラークとは、「義歯表面に形成される湿重量 1 g 当たりに10^{11} ～ 10^{12}の微生物を含むバイオフィルム」（濱田泰三, 二川浩樹：デンチャープラークとオーラルヘルスケア. 日本補綴歯科学会雑誌, 45(5)：561-581, 2001.）と定義されています。さらにデンチャープラークの石灰化が進行すると、歯石様沈着物が形成され、セルフケアによる義歯清掃が困難な状況になります。

● 色素沈着

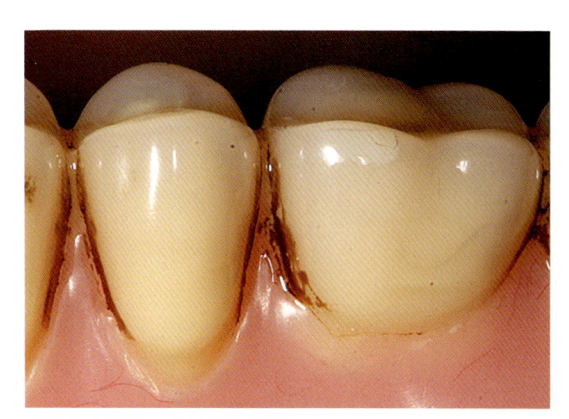

● 黒飴を原因とする色素沈着

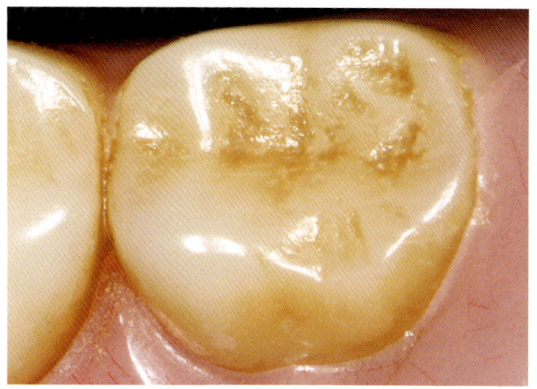

● お茶を原因とする色素沈着

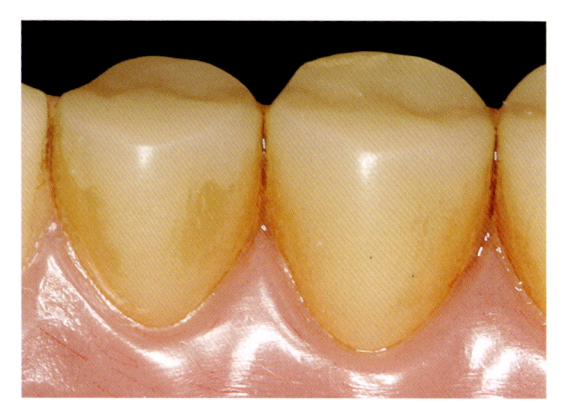

● たばこを原因とする色素沈着

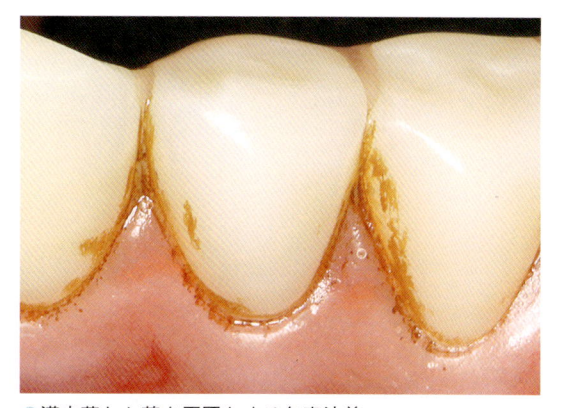

● 漢方薬とお茶を原因とする色素沈着

　飲食（ワイン・コーヒー・お茶など）や喫煙が原因で付着する色素沈着は、歯だけではなく、粗造な義歯表面にも付着します。

● 義歯の劣化

微生物

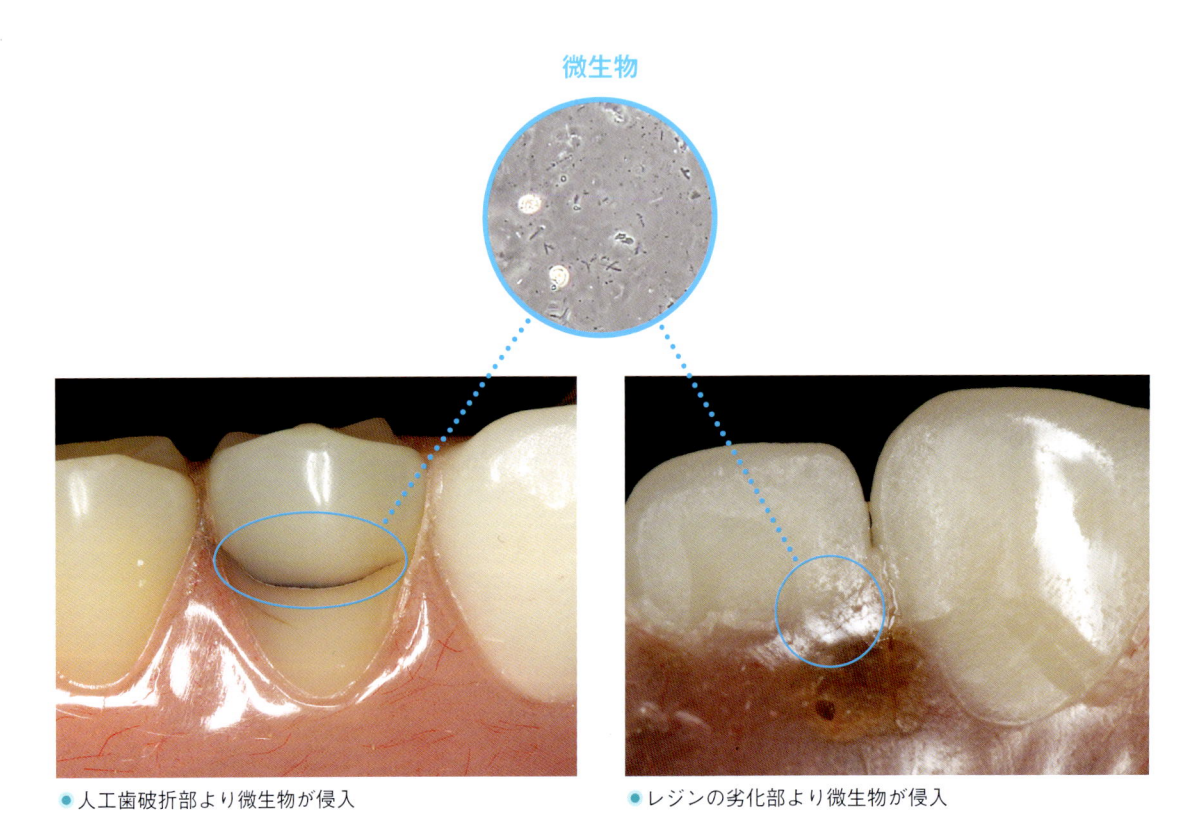

● 人工歯破折部より微生物が侵入　　　　● レジンの劣化部より微生物が侵入

　微生物は、人工的にできた凹凸（床修理部・床破損部など）や義歯の構造でみられる凹凸（人工歯と床用レジンの境界部、金属とレジンの境界部）から増殖・侵入すると考えられます。レジン内部に侵入した微生物はレジンの劣化を惹起し、義歯の物性だけではなく、健康にも影響を及ぼします。

● セルフケアの流れ

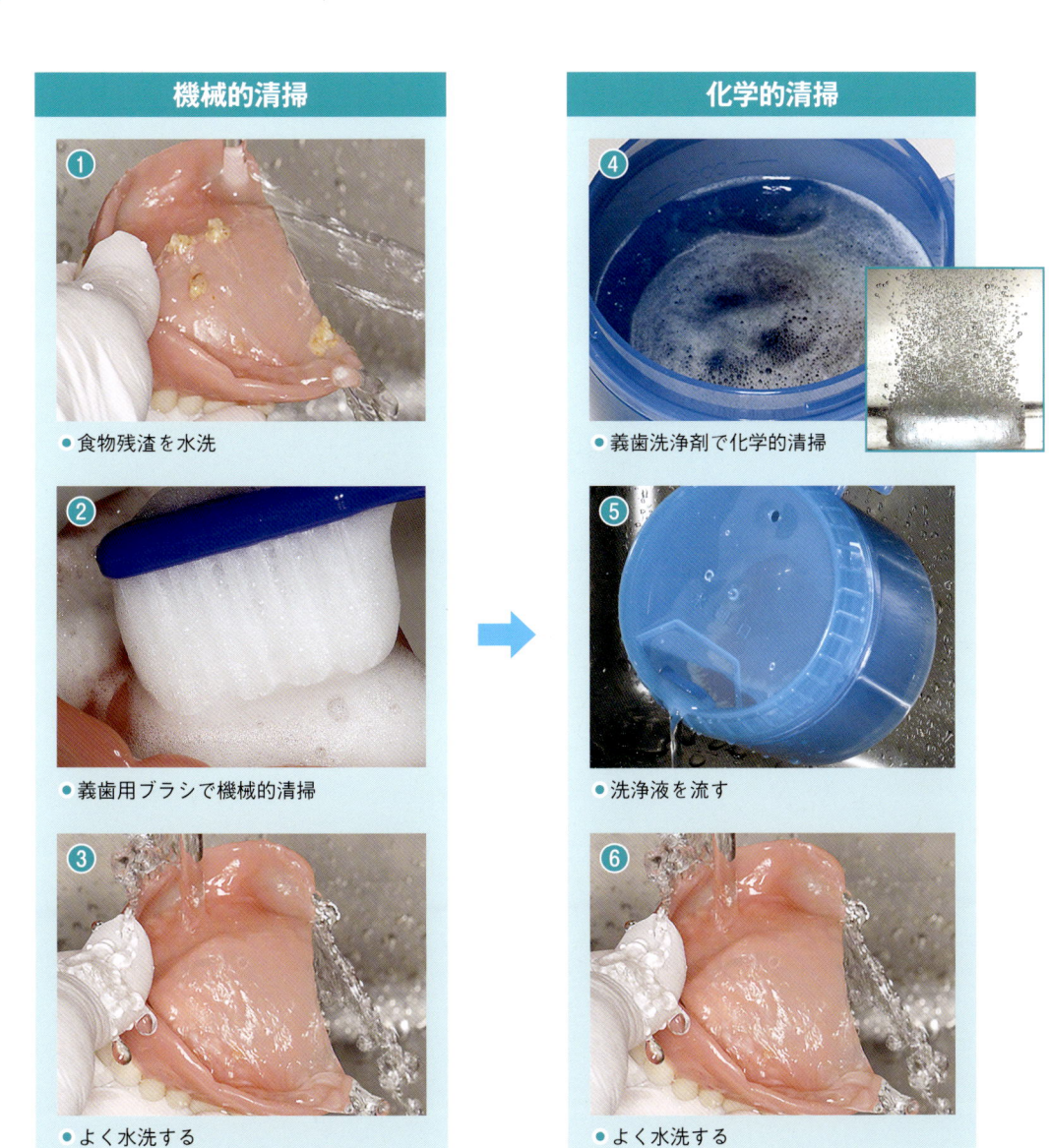

機械的清掃

① ● 食物残渣を水洗

② ● 義歯用ブラシで機械的清掃

③ ● よく水洗する

化学的清掃

④ ● 義歯洗浄剤で化学的清掃

⑤ ● 洗浄液を流す

⑥ ● よく水洗する

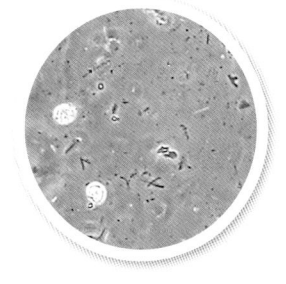

機械的清掃

● 義歯用ブラシの種類

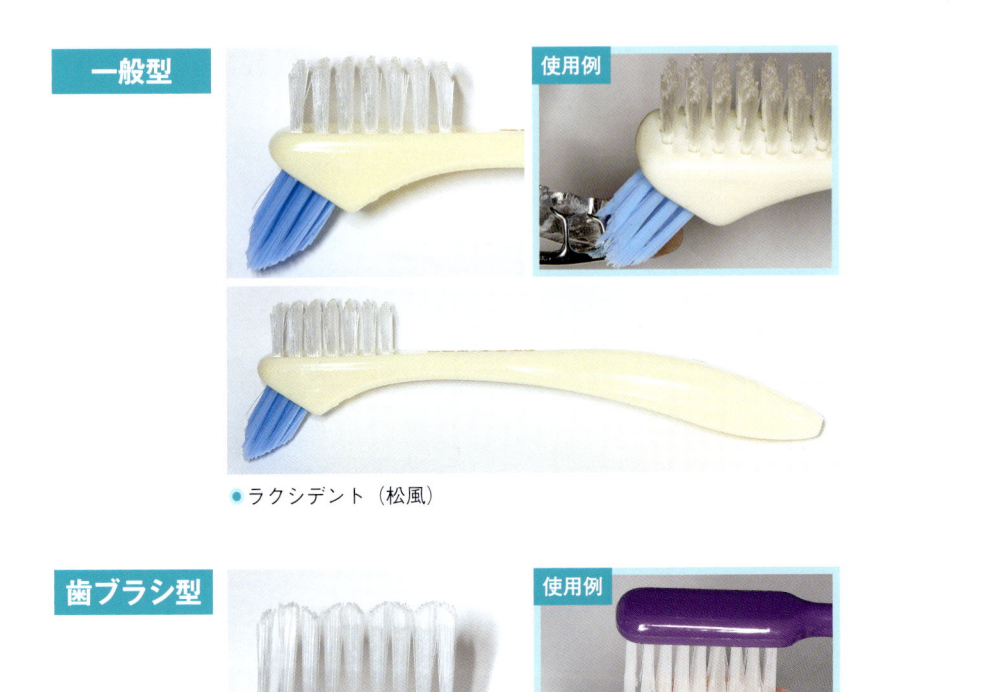

一般型　**使用例**

● ラクシデント（松風）

歯ブラシ型　**使用例**

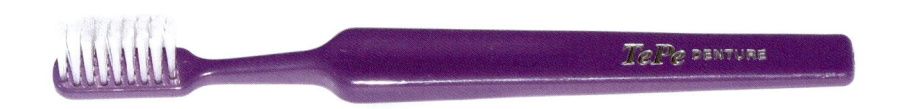

● TePe Pr（TePe）

　歯の清掃には歯ブラシが適しているように、義歯の清掃には義歯用ブラシが適しています。歯ブラシは義歯に対して毛質が軟らかく、ヘッドが小さいため、義歯の清掃に適しているとはいえません。義歯用ブラシは歯ブラシと比べヘッドが大きく、毛質が硬いものが一般的です。

**ループ状
ブラシ型**

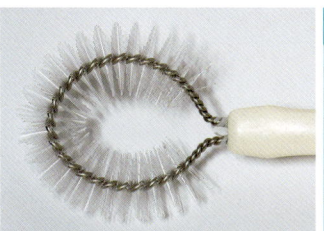

使用例

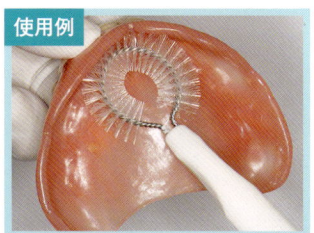

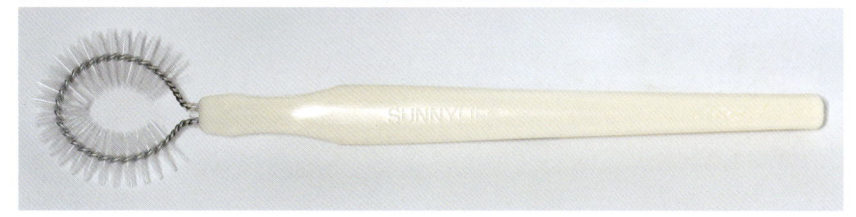

● サニーライフ 義歯用ブラシ（ジーシー）

吸盤固定型

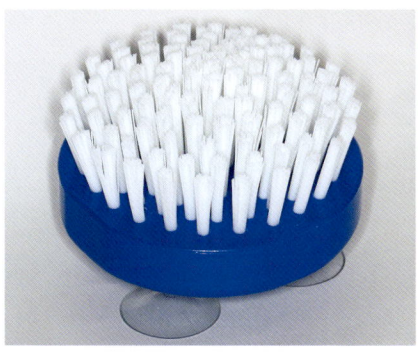

使用例

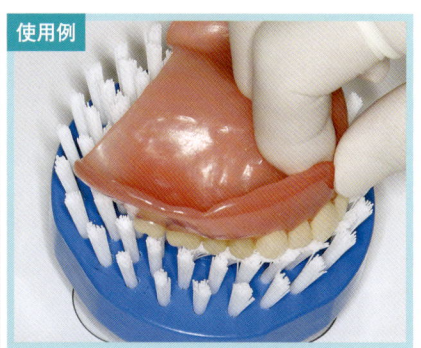

● マルチクリーナー（クロスフィールド）

　一般的な義歯用ブラシに加えて、義歯の形状に合わせて清掃するループ状ブラシ型や、片麻痺などで手が不自由な義歯装着者に配慮して、吸盤で義歯用ブラシを固定できる吸盤固定型もあります。

● 義歯用ブラシ

一般型

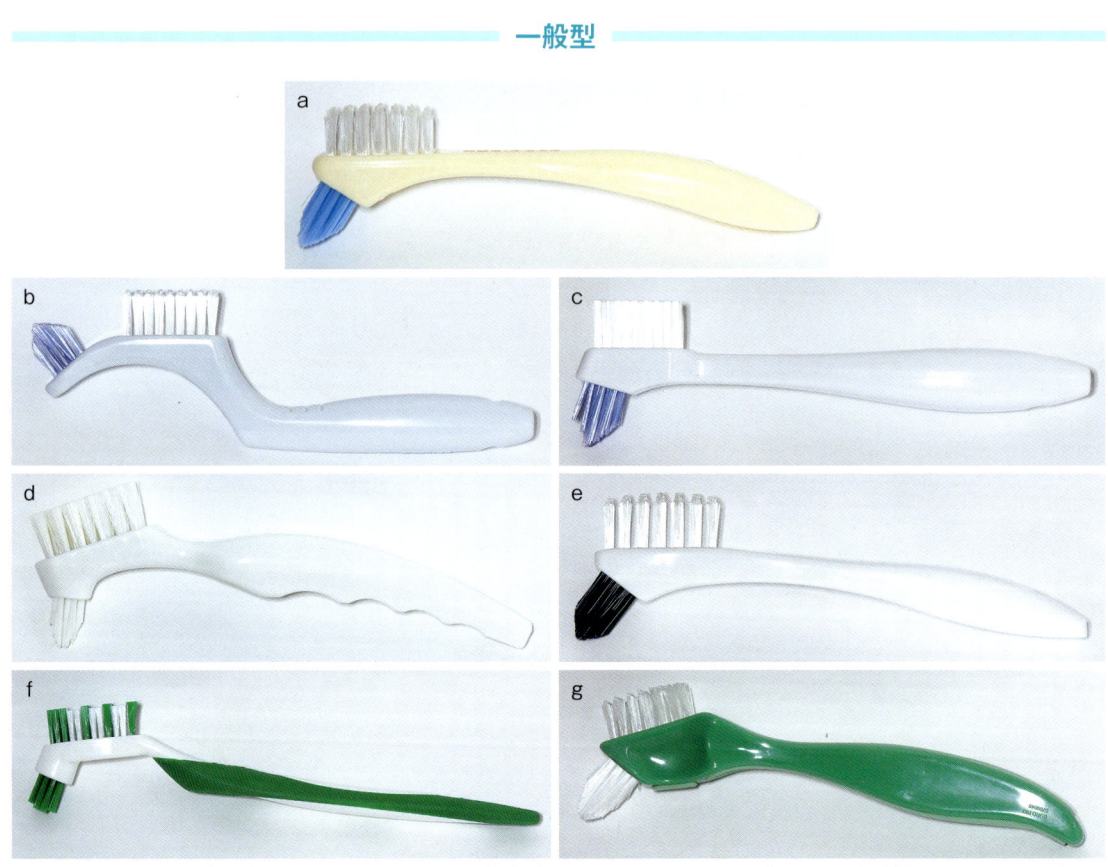

● a：ラクシデント（松風）、b：デント・エラック義歯ブラシ らくらくスタイル（ライオン歯科材）、c：ライオデント義歯ブラシ（ライオン歯科材）、d：プラティカ デンチャーブラシ（ジーシー）、e：義歯用ハブラシ（サンスター）、f：ポリデント® 入れ歯の歯ブラシ（グラクソ・スミスクライン）、g：タフデント入れ歯の歯ブラシ（小林製薬）

歯ブラシ型

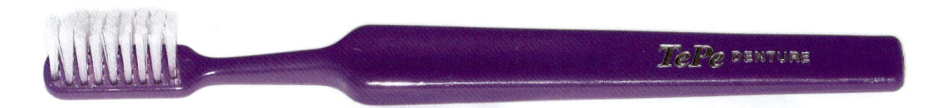

● TePe Pr（TePe）

ループ状ブラシ型

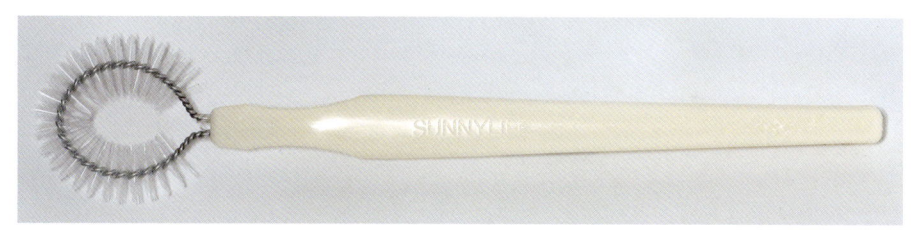

●サニーライフ 義歯用ブラシ（ジーシー）

吸盤固定型

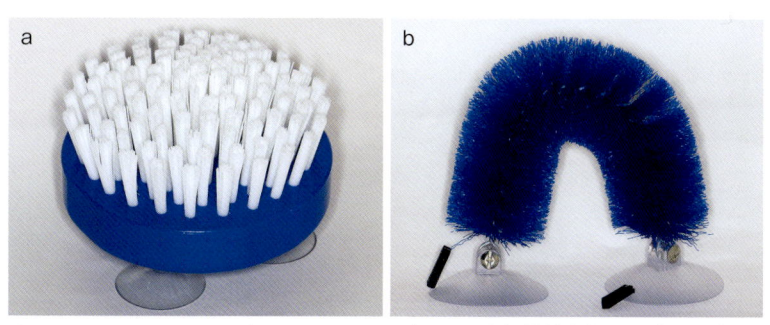

● a：マルチクリーナー（クロスフィールド）、b：吸盤付義歯洗浄用ブラシ（ザイコア・インターナショナル・インク）

● 義歯用ブラシの持ち方と当てる強さ

一般型義歯用ブラシ

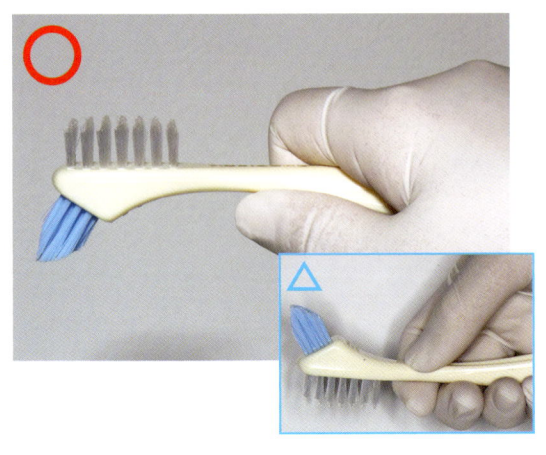

歯ブラシ型義歯用ブラシ

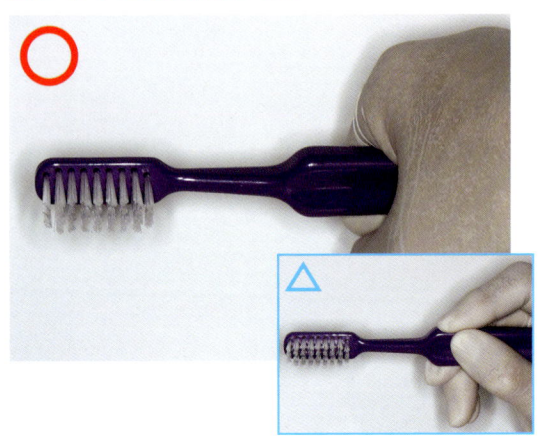

　義歯用ブラシは、ブラシ圧や握力が弱い高齢者に対して、ハンドルが太く握りやすい形状になっています。そのため、義歯用ブラシはペングリップではなく、パームハンドで握ったほうが毛先に力も入り、適切にブラシをかけることができます。

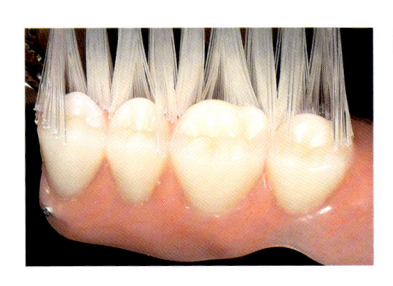

義歯用ブラシを当てる強さ

　毛先にしっかり力が入るようにブラシを当てます。弱い力でブラシを当てても、食物残渣などの汚れやデンチャープラークを除去することはできません。

● 義歯の清掃場所

水を張った洗面器やシンクの上

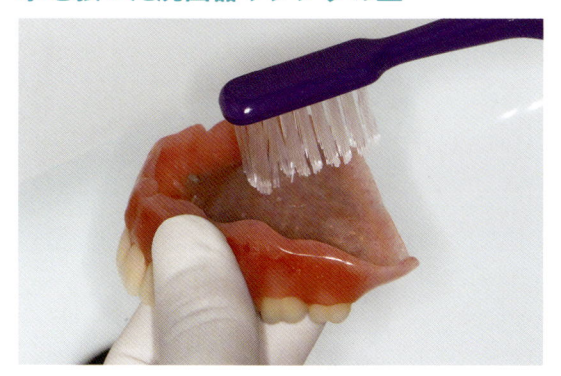

タオルの上

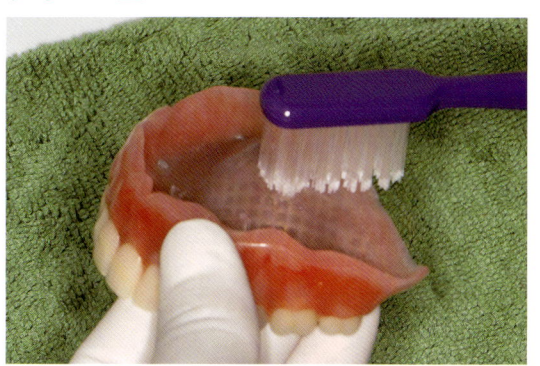

　義歯を清掃するときは、義歯が落下しても破損しないように、さらに排水口に義歯を流さないように、水を張った洗面器やシンクの上、タオルの上などで清掃するようにしましょう。

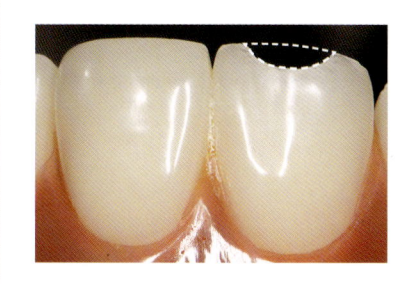

義歯落下による人工歯破損

　義歯清掃中に手が滑り、誤って義歯を床に落下させてしまうと、義歯が破損することもあるため、十分に注意する必要があります。

● 総義歯
人工歯・義歯床研磨面の機械的清掃

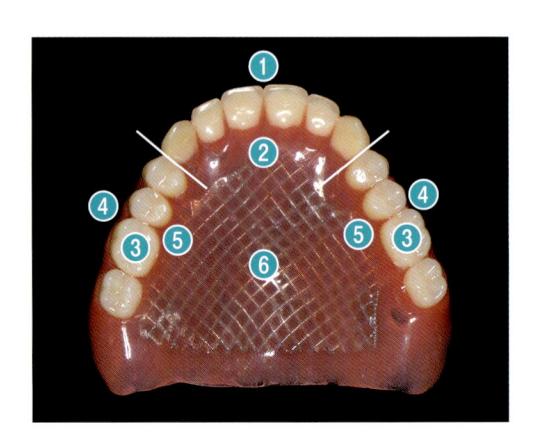

❶前歯唇側の清掃

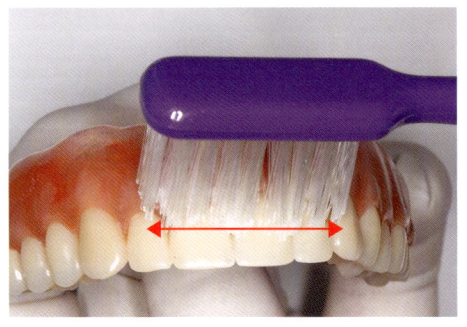

● 歯頸部を中心に、左右に小刻みに動かしながら、ブラシを当てる

❷前歯口蓋側の清掃

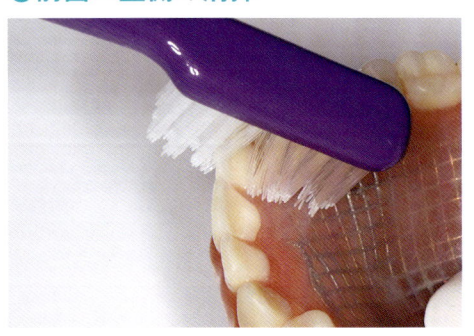

● 一方向ではなく、前後に掻き出すようにブラシを当てる

❸臼歯咬合面側の清掃

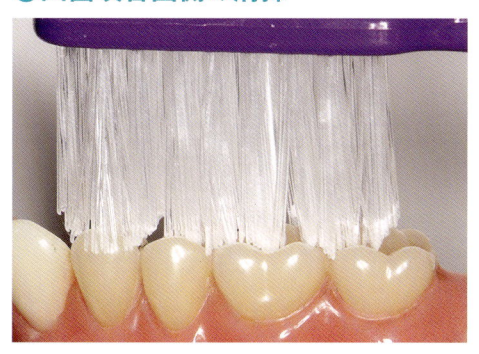

❹臼歯頬側の清掃

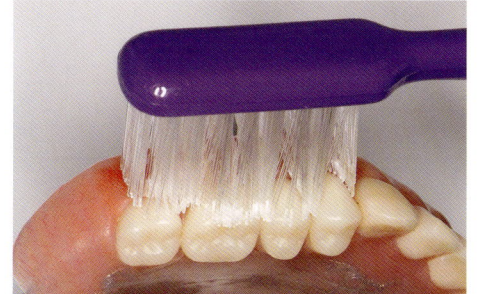

❺臼歯口蓋側の清掃

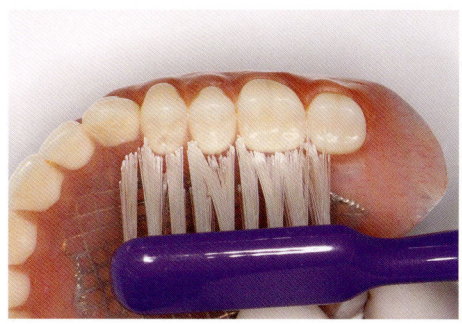

● 人工歯と義歯床の境目（歯頸部）を中心に、小刻みに動かしながらブラシを当てる。とくに上顎頬側臼歯部と下顎舌側前歯部には大唾液腺開口部があるため、ブラシ不良による歯石様沈着物が著しく付着しやすい

❻義歯床研磨面（口蓋）の清掃

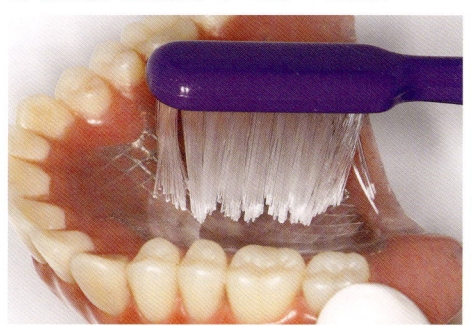

● 義歯床にはレジン床の他に金属床がある。レジン床についた口蓋雛壁や金属床の表面には凹凸があるため、ブラシを細かく動かす

金属床のディンプルに付着したデンチャープラーク

　金属床表面に意図的につけられたディンプル（くぼみ）には、デンチャープラークや歯石様沈着物が付着しやすいため、注意が必要です。

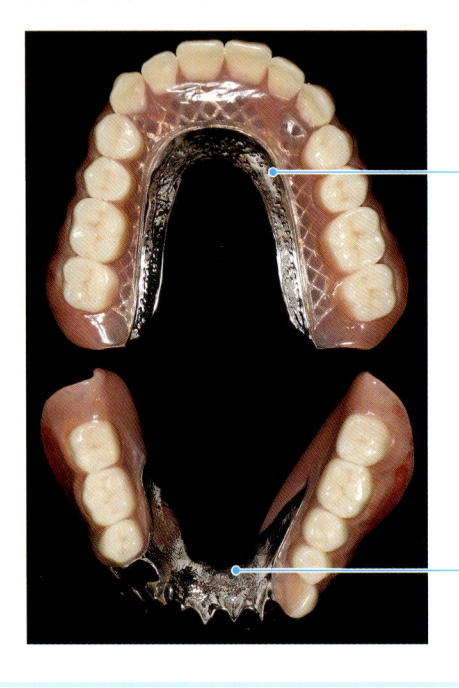
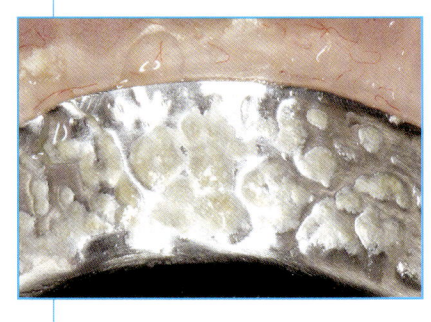

● 義歯床粘膜面の機械的清掃

総義歯床粘膜面の清掃

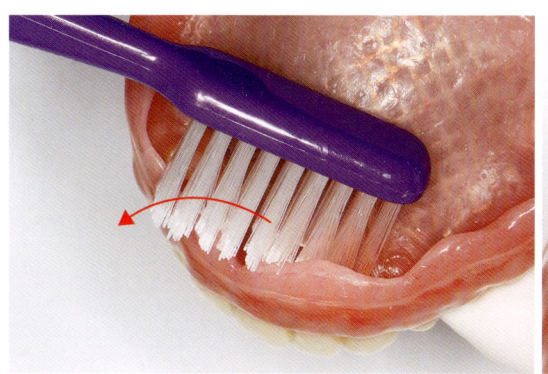 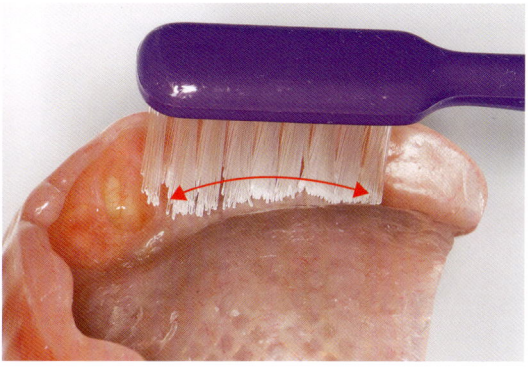

部分床義歯床粘膜面の清掃

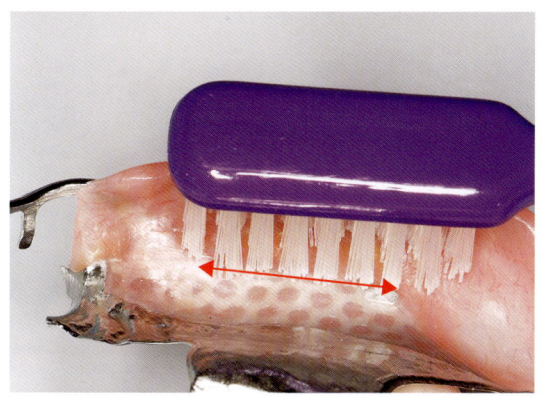

● 義歯床辺縁部から歯槽部にかけて、凹部がみられる。デンチャープラークや歯石様沈着物が付着しやすいため、掻き出すようにブラシを当てる

● 部分床義歯
人工歯・義歯床研磨面の機械的清掃

臼歯頬側の清掃

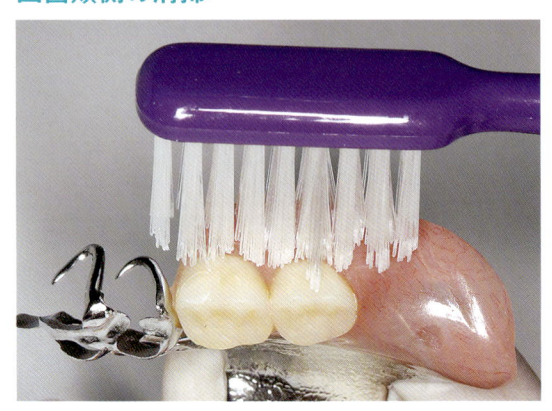

臼歯口蓋側の清掃

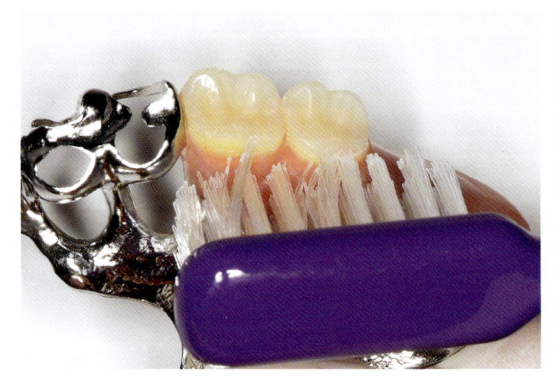

臼歯咬合面の清掃

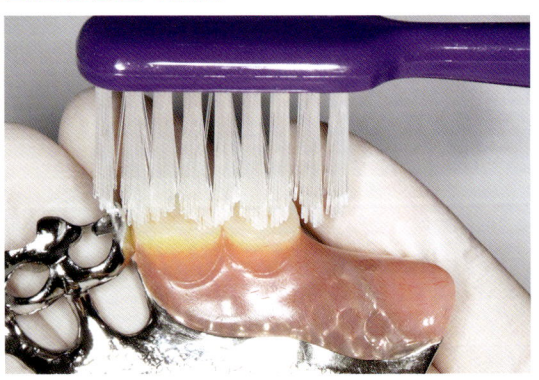

● 人工歯と義歯床の境目（歯頸部）を中心に、小刻みに動かしながらブラシを当てる。最後臼歯にブラシが当たっていないこともしばしみられるため、ブラシのかけ残しに注意が必要。また、金属のバネ（クラスプ）と接している部分と人工歯の境目はブラシの先が入りにくいので、毛先を内側まで入れるようにする（その他の部位は、P.22、23参照）

義歯床粘膜面の不適合部に付着したデンチャープラーク・歯石様沈着物

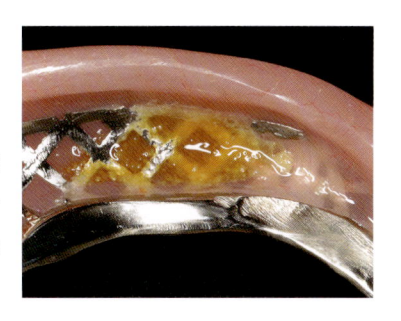

　義歯床粘膜面の不適合があると、食物残渣だけではなく、デンチャープラークや歯石様沈着物が付着しやすくなります。

義歯床粘膜面のブラシ不良を原因とした疾患

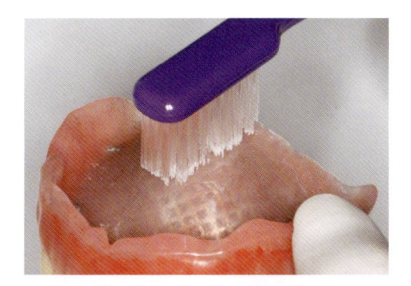

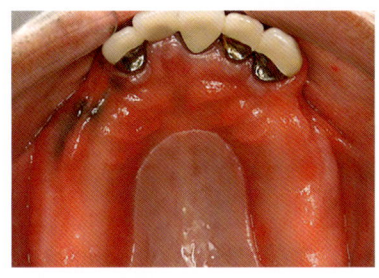

● 義歯床粘膜面のブラシ不良を原因とした義歯性口内炎（三宅宏之先生のご厚意による）

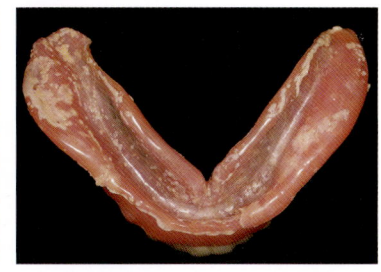

● 義歯床粘膜面のブラシ不良を原因としたカンジダ菌の増殖

　義歯床粘膜面は、顎堤粘膜に接触しています。デンチャープラーク内のカンジダ菌を主体とする微生物が悪影響を及ぼし、口腔粘膜疾患を引き起こします。義歯を清潔に保つことは、口腔粘膜疾患の予防に繋がります。

● 部分床義歯
大連結子（メジャーコネクター）の機械的清掃

上顎　大連結子

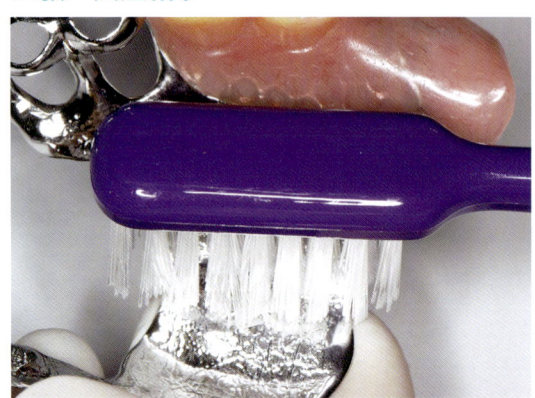

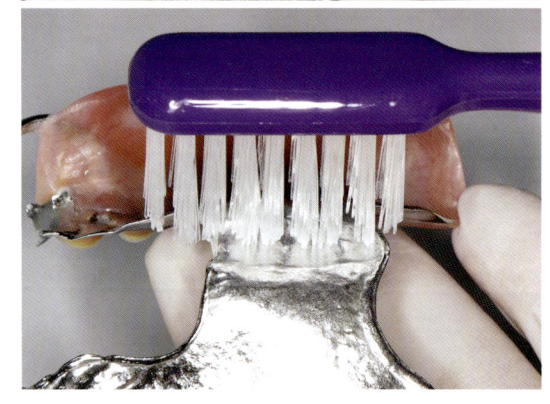

下顎　大連結子

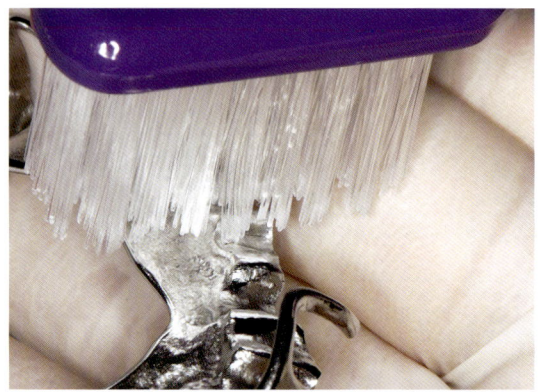

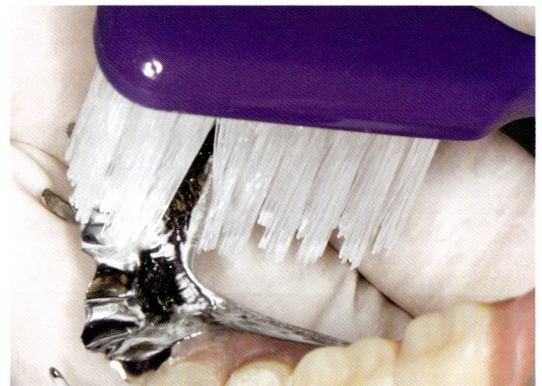

　　下顎の大連結子は、バータイプよりエプロンタイプのほうが凹凸が多く、また残存歯に接触しているため、デンチャープラークが付着します。

● 部分床義歯
クラスプ（鉤）の機械的清掃

クラスプの清掃

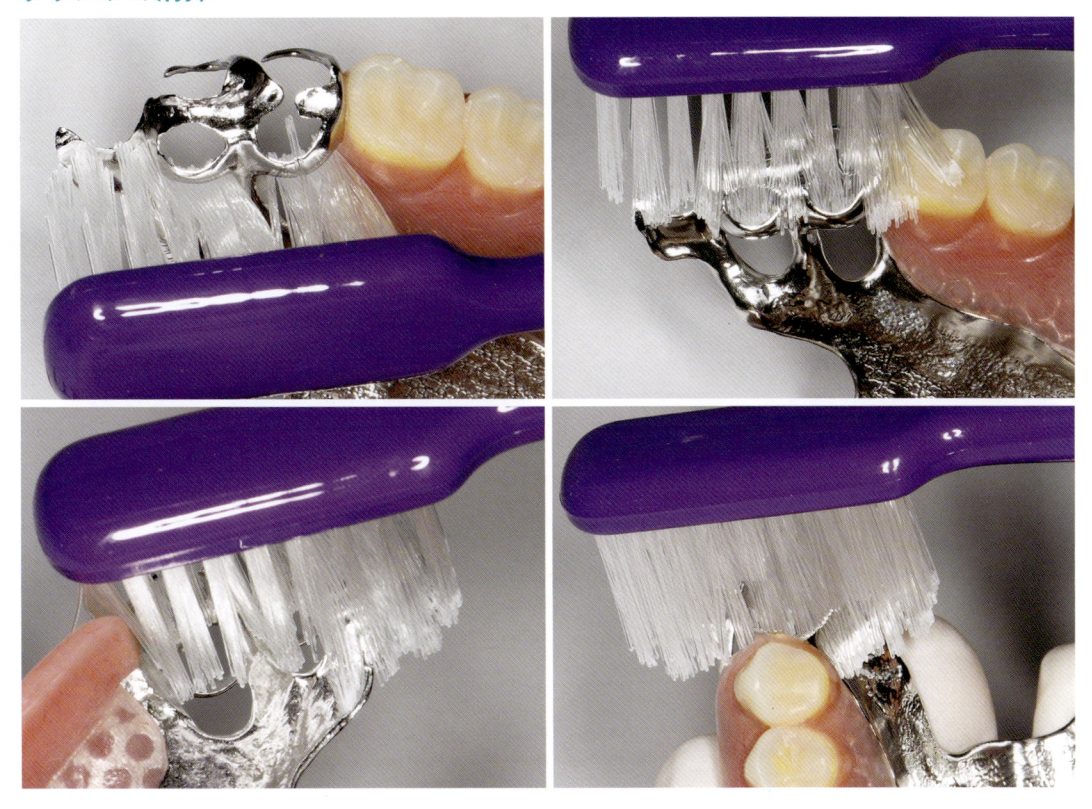

　ワイヤークラスプや鋳造鉤（エーカースクラスプ・双子鉤・リングクラスプ・Ｉバー・Ｔバーなど）は、不用意な力を入れず、軽く掻き出すようにブラシを当てましょう。

複雑な構造をしたクラスプ内面の清掃

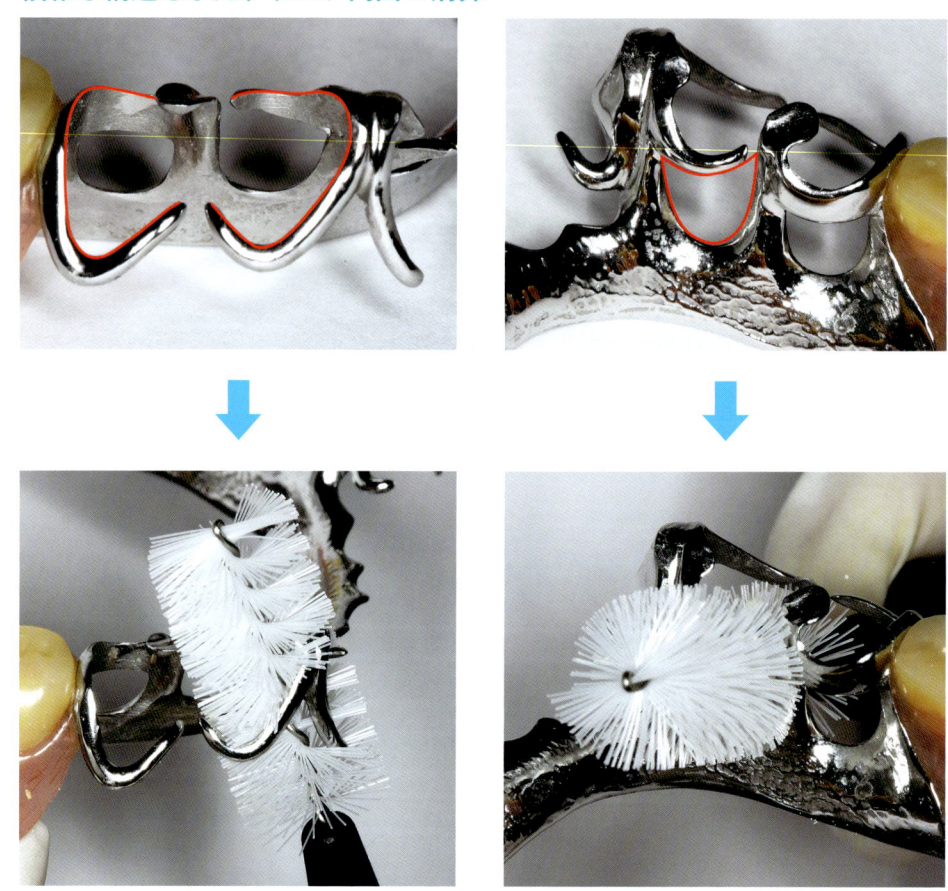

　複雑な構造をしたクラスプ内面の清掃は、太い歯間ブラシを用いると、効果的に機械的清掃を行うことができます。

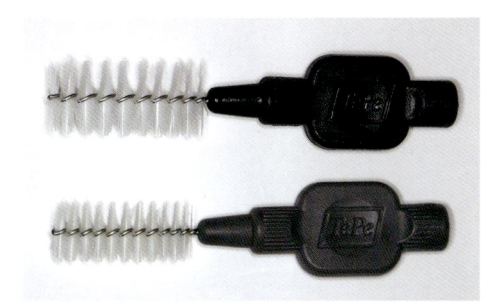

● TePe 歯間ブラシ 4L（上）、LLL（下）[Tepe]

ブラシ不良によって 歯石様沈着物が付着した Ｉバー

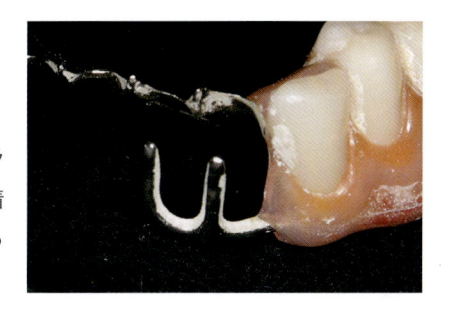

　ブラシ不良によってデンチャープラークや歯石様沈着物が支台装置に付着すると、歯や歯肉に影響を及ぼし、う蝕や歯肉炎の原因となります。

クラスプ内面に付着した色素沈着

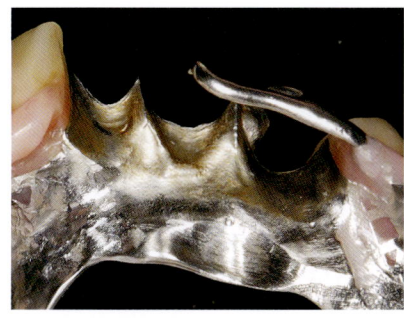 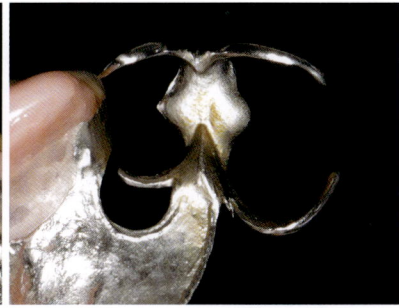

　複雑な構造をしたクラスプ内面に付着した色素沈着は、機械的研磨をかけることも難しいため、除去が困難です。

● アタッチメントなど、特殊装置の機械的清掃

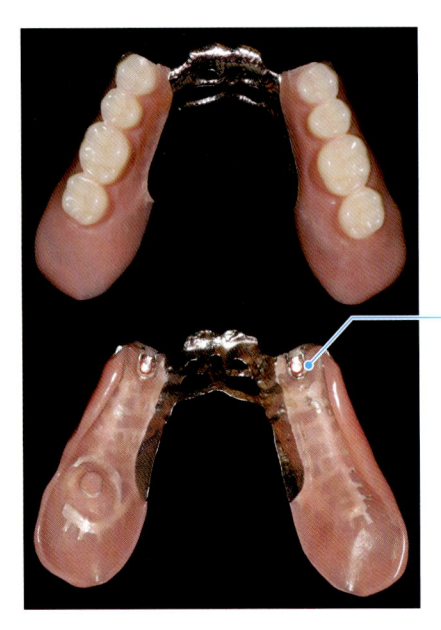

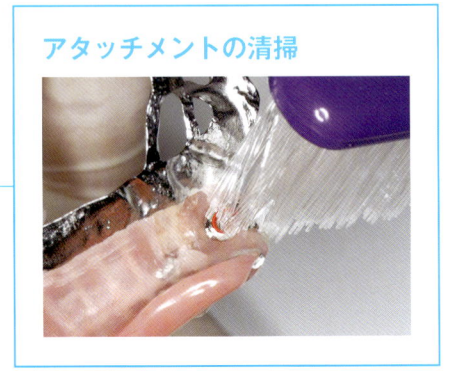

アタッチメントの清掃

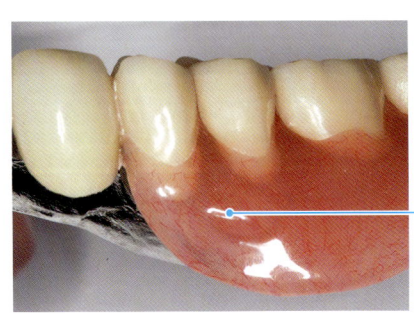

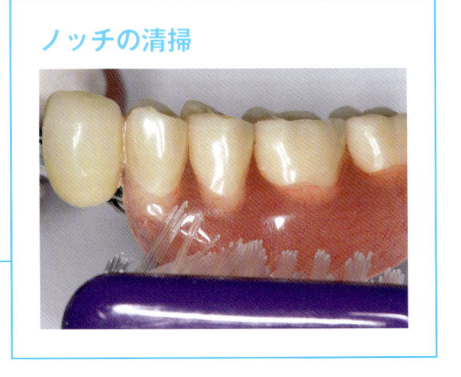

ノッチの清掃

　部分床義歯には、特殊な多種のアタッチメントが存在します。アタッチメントは、インプラントや天然歯を利用し、義歯を維持・把持・支持するものです。細かな凹凸があり、アタッチメントに用いられている素材は金属だけではなく、プラスチック・マグネット・シリコーンゴムなどがあります。過剰な力は入れず、毛先を入れて清掃しましょう。

マグネットアタッチメントの清掃

ノブの清掃

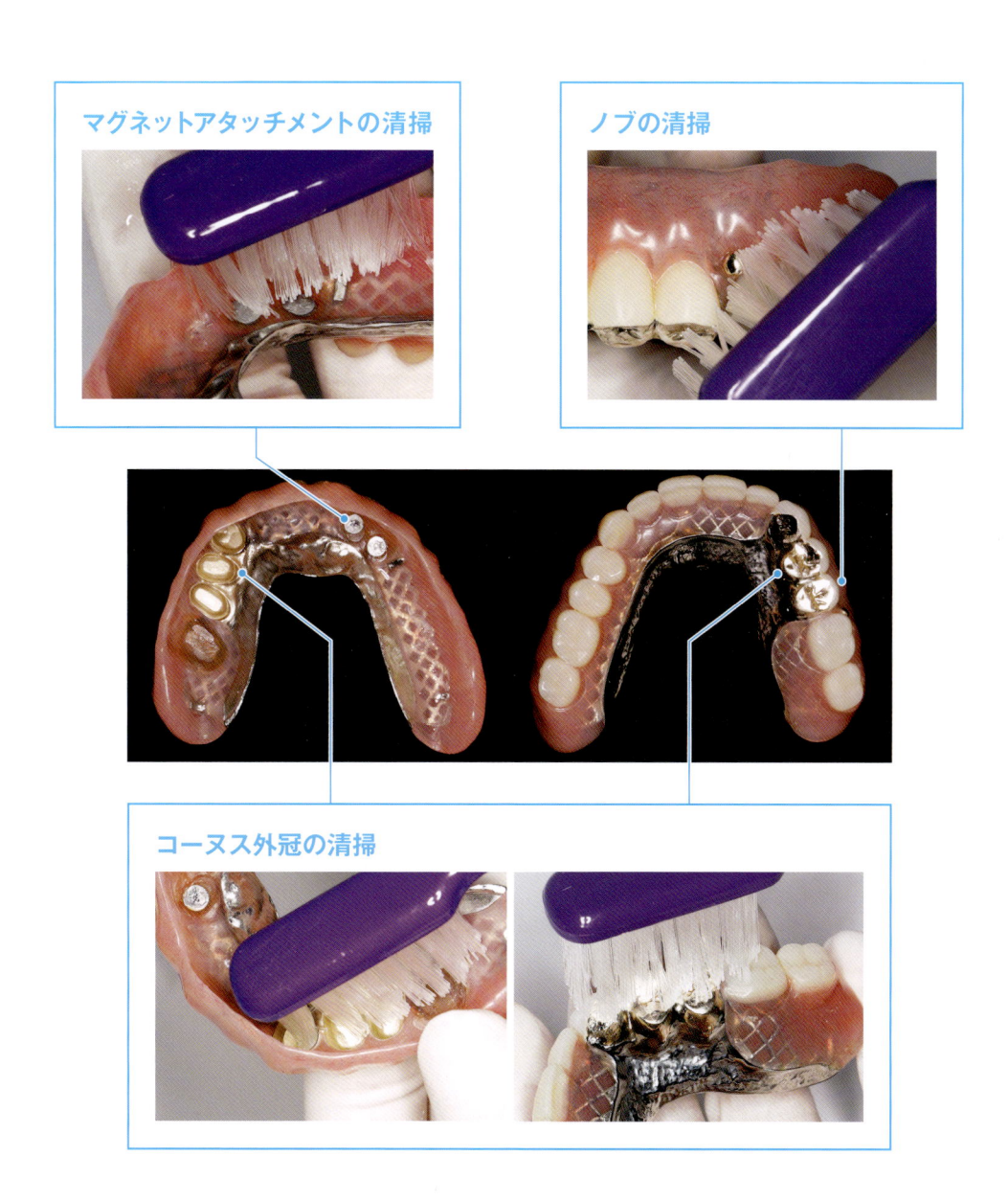

コーヌス外冠の清掃

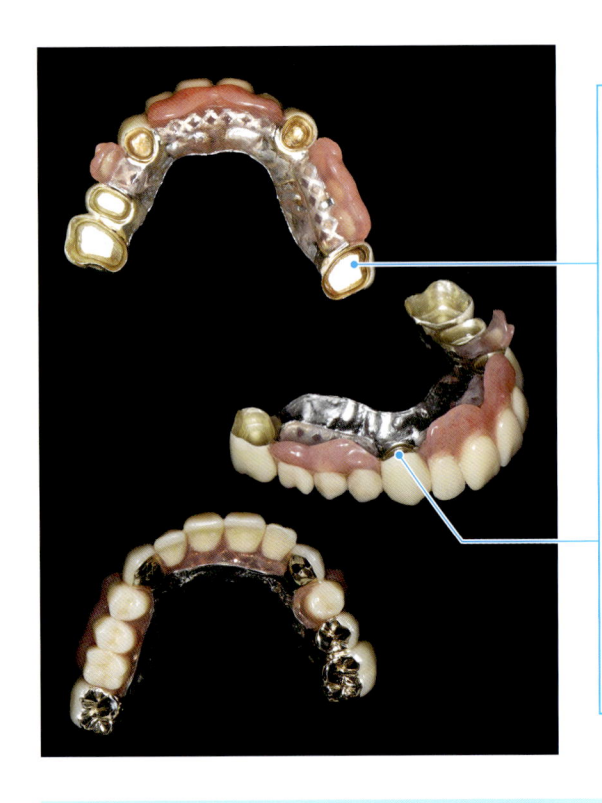

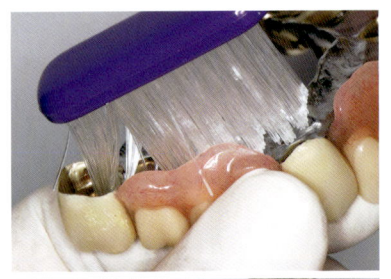

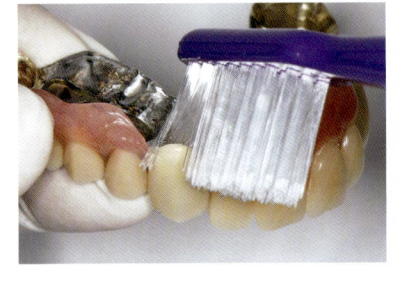

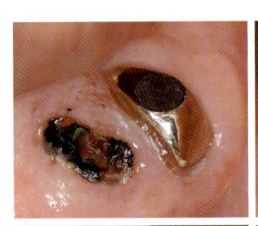
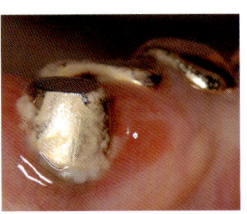
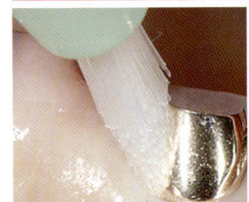
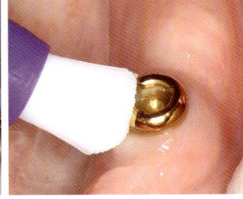

オーバーデンチャー下の
残存歯・インプラントの保護

　オーバーデンチャーの義歯粘膜面やアタッチメントの清掃を行うことは、オーバーデンチャー下の残存歯のう蝕や歯周疾患、インプラントの周囲疾患を予防することに繋がります。義歯に付着したデンチャープラークや歯石様沈着物の原因となる微生物が残存歯へ移行します。(右下の写真は三宅宏之先生のご厚意による)

● インプラントオーバーデンチャー（IOD）の機械的清掃

IOD ロケーター（金属）の清掃

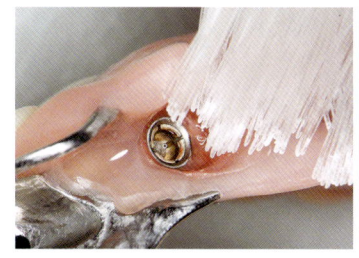
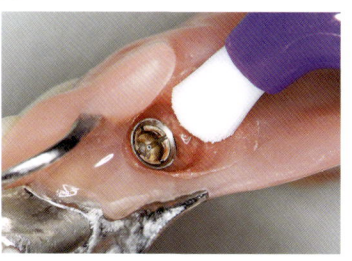
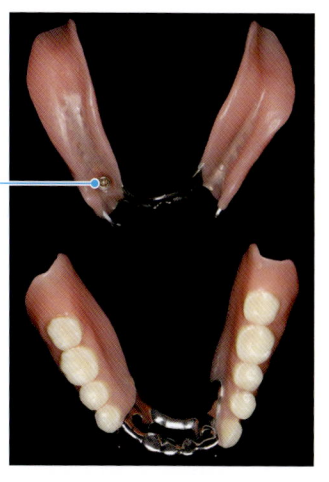

IOD ロケーター（プラスチック）の清掃

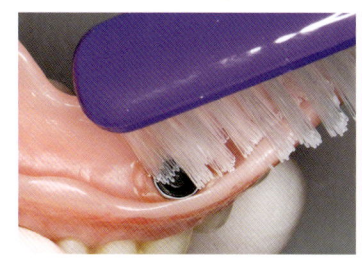
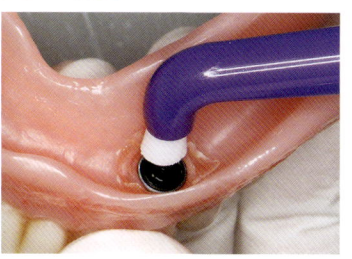
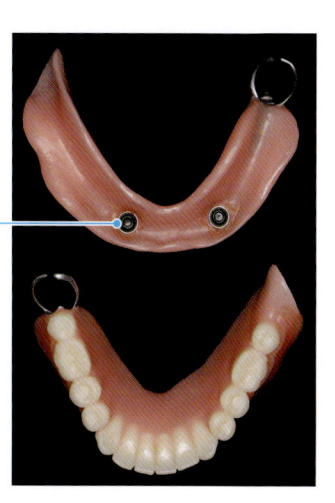

　一般的なアタッチメントと同じく、インプラントオーバーデンチャー（IOD）のロケーターも複雑な構造をしているため、ブラシ不良を起こしやすいです。先の小さなタフトブラシも併用して清掃するのもよいでしょう。（写真は三宅宏之先生のご厚意による）

● ノンメタルクラスプデンチャー・軟質リライン材に配慮した義歯用ブラシ

○ 専用の軟らかな義歯用ブラシ

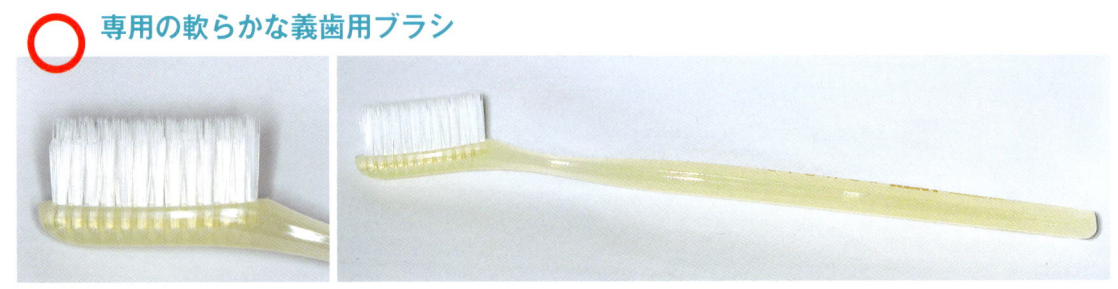

● クリネ やわらか入れ歯ブラシ（バイテック・グローバル・ジャパン）

✕ 一般的な硬い毛質の義歯用ブラシ

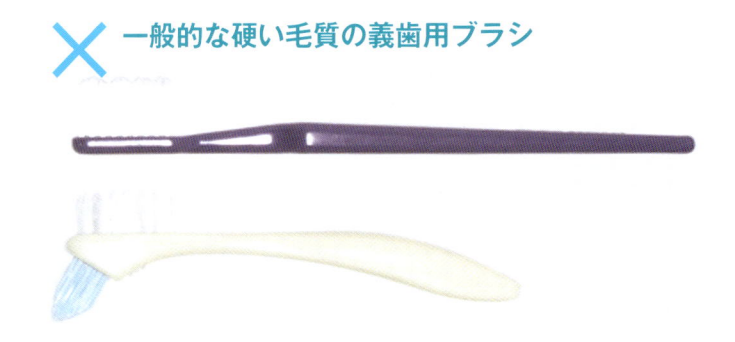

　ノンメタルクラスプデンチャーや軟質リライン材で加工されている義歯は、通法で製作された義歯よりも軟らかい材質を用いています。一般的な義歯用ブラシを使用すると、義歯床に傷がつき、デンチャープラークや歯石様沈着物が付着しやすくなるだけではなく、義歯の劣化を招く原因となります。

　そのため、ノンメタルクラスプデンチャーや軟質リライン材を用いた義歯の清

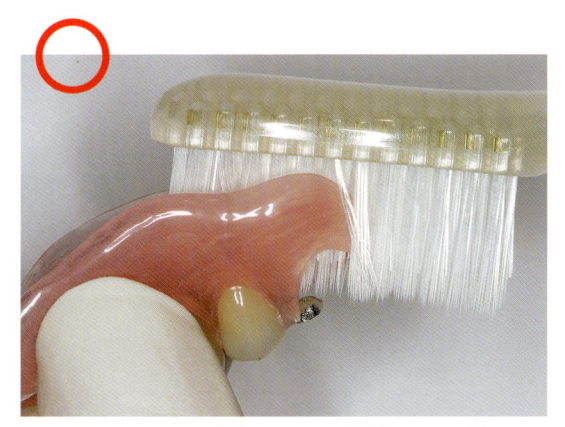

● ノンメタルクラスプデンチャーや軟質リライン材を用い
た義歯の清掃には、毛質の軟らかい専用の義歯用ブラシを
使う

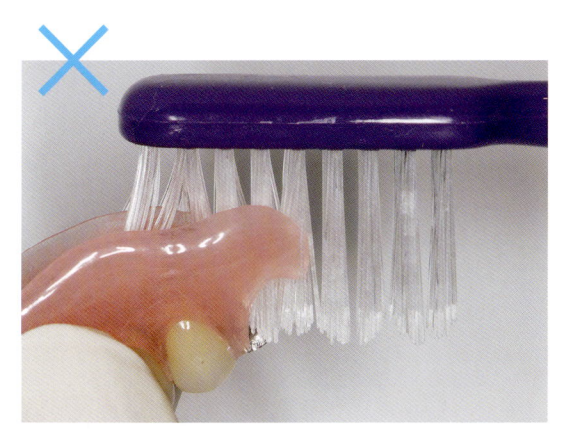

● 一般的な義歯用ブラシを使用すると、義歯床に傷がつき、
さまざまな弊害を招く

掃には、毛質の軟らかい専用の義歯用ブラシを使用します（材質によりスポンジ
ブラシや綿棒の使用を促すものもある）。とくにノンメタルクラスプデンチャー
は種類が豊富にあり、材料メーカーによって機械的清掃に注意を払うように促し
ているため、その取り扱いには十分に注意しましょう。

● 義歯用歯みがきペースト

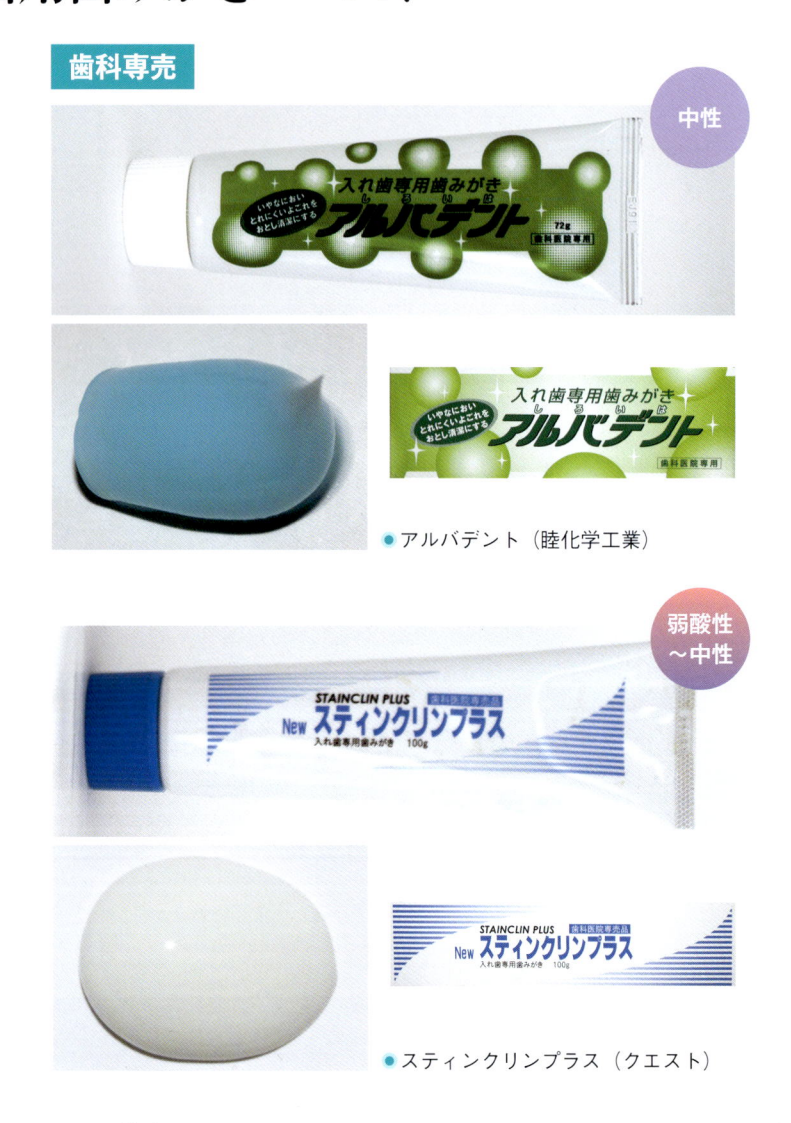

中性

● アルバデント（睦化学工業）

弱酸性
〜中性

● スティンクリンプラス（クエスト）

　ペーストタイプは、義歯をあらかじめ水で濡らしたほうが泡立ちがよく、しっかり機械的清掃を行えます。義歯用歯みがきペーストは、あくまでも機械的清掃の補助として使用しましょう。

市 販

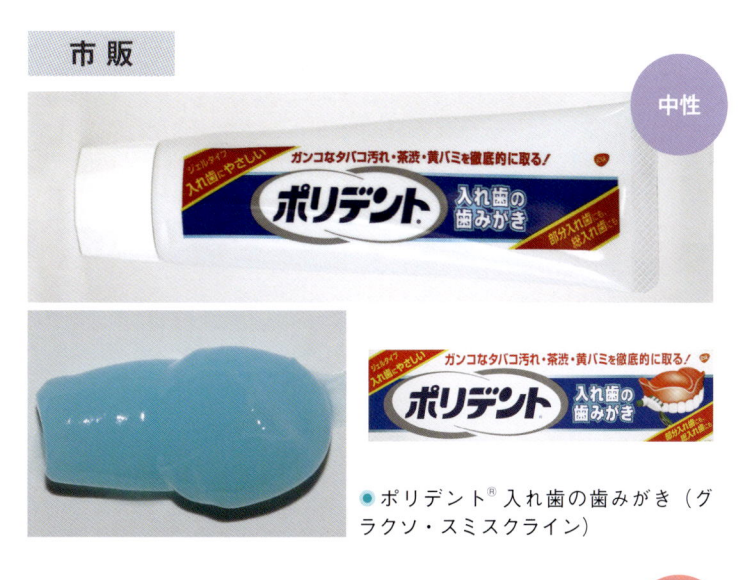

● ポリデント® 入れ歯の歯みがき（グラクソ・スミスクライン）

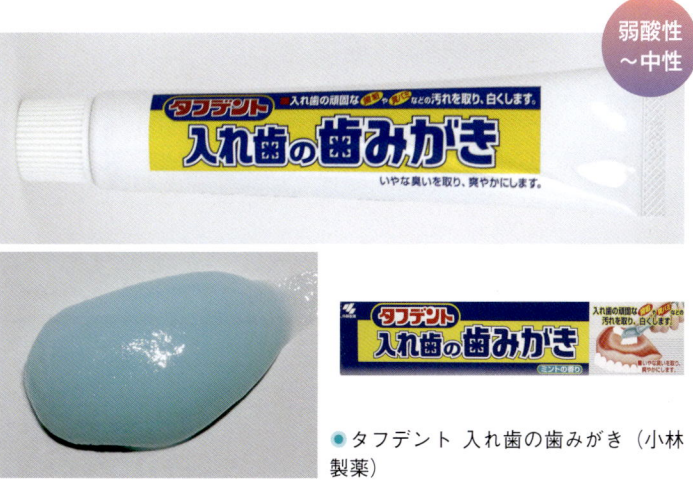

● タフデント 入れ歯の歯みがき（小林製薬）

　義歯用歯みがきペーストの代用として、研磨材の含まれていない食器用洗剤・石鹸などを用いて機械的清掃を行うこともできます。

● セルフケア用超音波洗浄器

歯科専売

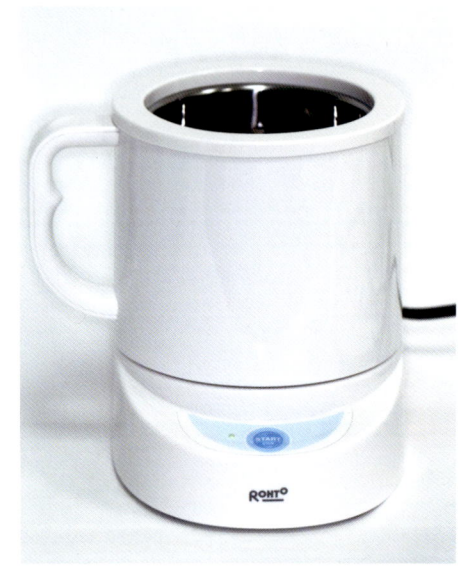

● ロート義歯洗浄器 洗力（松風）

市 販

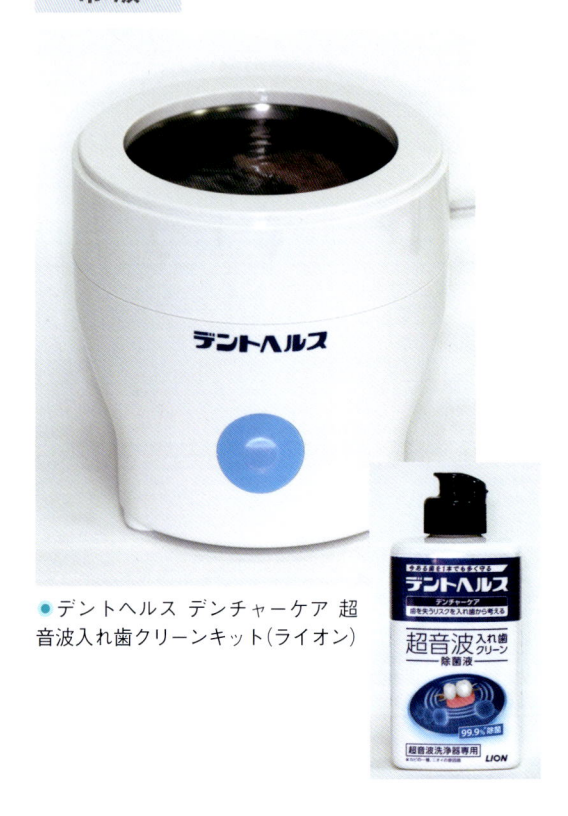

● デントヘルス デンチャーケア 超音波入れ歯クリーンキット（ライオン）

　義歯用ブラシを使うだけではなく、超音波洗浄器を用いることも機械的清掃です。超音波洗浄器を使用する際も、義歯用ブラシを使うことをお勧めします。とくに市販のデントヘルスは、超音波洗浄器と併用する専用義歯洗浄剤も販売しています。

化学的清扫

● 義歯洗浄剤の種類

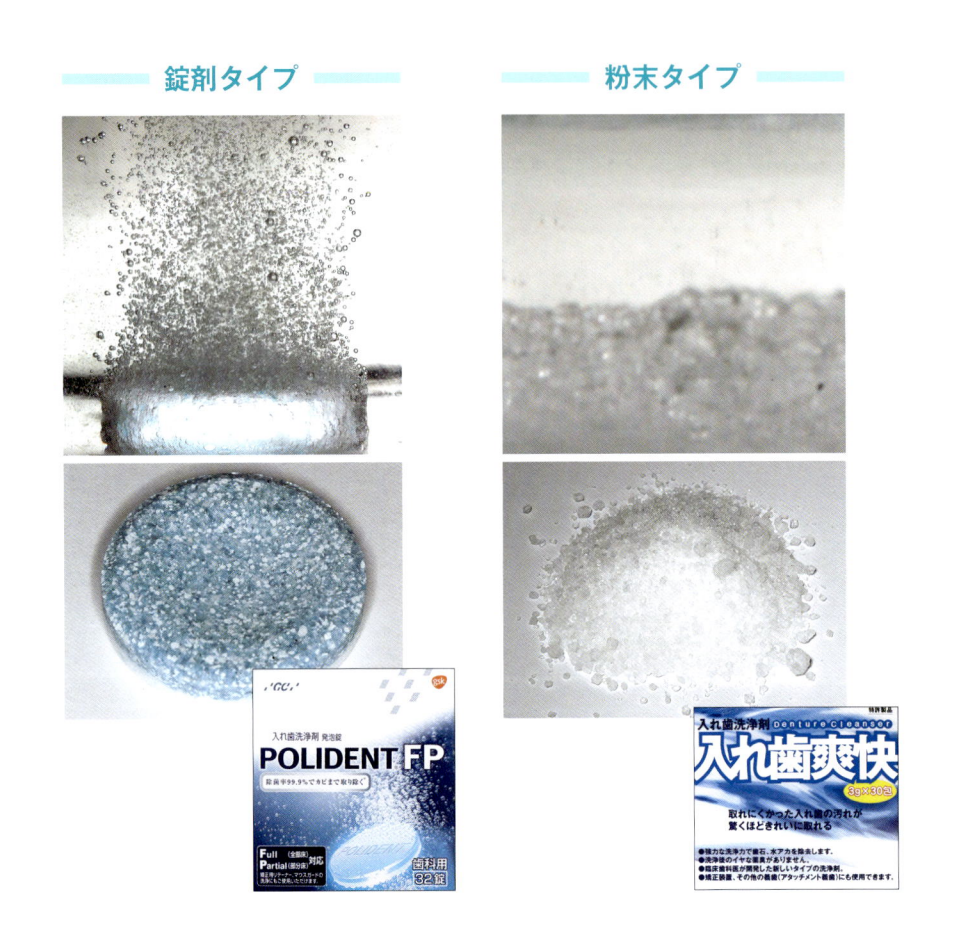

義歯洗浄剤には、市販・歯科専売ともに多種あります。義歯の材料により、使うことができる洗浄剤とそうでない洗浄剤があります。義歯洗浄剤はすべて同じではなく、主成分や有効成分によって中性・酸性・アルカリ性に分かれ、効果が異なります。

顆粒タイプ
（発泡）

クラッシュ顆粒タイプ
（発泡）

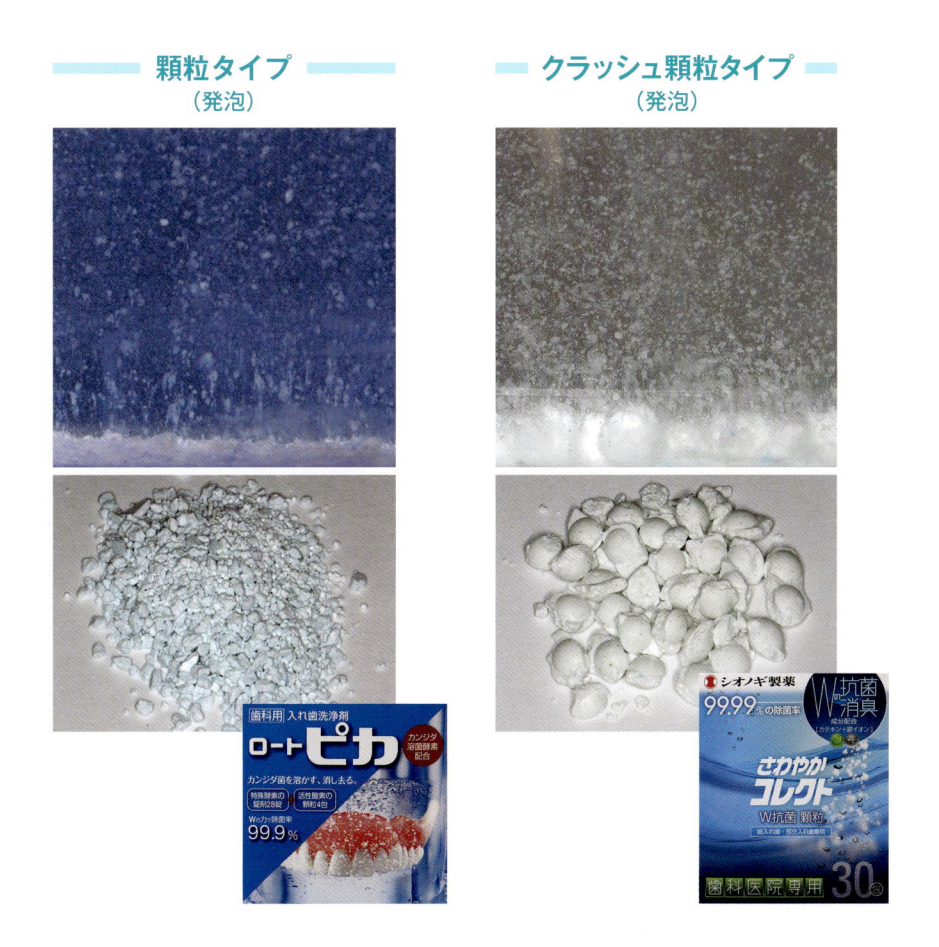

　義歯洗浄剤は、すべてが発泡するわけではありません。この発泡は、義歯の汚れを落としているのではなく、溶かした洗浄剤を攪拌させるのが目的です。

義歯洗浄剤のタイプ別洗浄効果

	次亜塩素酸	過酸化物	過酸化物＋酵素	酵素
殺菌作用	◎	○	○	△
バイオフィルム除去能	△	○	○	×
除石作用	－	－	－	－
消臭作用	－	◎	◎	△
主な義歯洗浄剤	ロートピカ	BUTLER DENTURE CLEANER デンチャークリーナー	POLIDENT FP	ロートピカ

	銀系無機抗菌剤	酸	生薬	界面活性剤（＋超音波）
殺菌作用	◎	○	×	◎
バイオフィルム除去能	◎	◎	×	◎
除石作用	－	◎	－	－
消臭作用	－	×	○	△
主な義歯洗浄剤	さわやかコレクト	歯石くりん	スパデント	デントヘルス

濱田泰三, 二川浩樹, 夕田貞之：義歯の洗浄 デンチャープラーク・フリーの最前線. デンタルダイヤモンド社, 東京, 2002. より引用改変

● 歯石除去に特化した酸系義歯洗浄剤　歯科専売

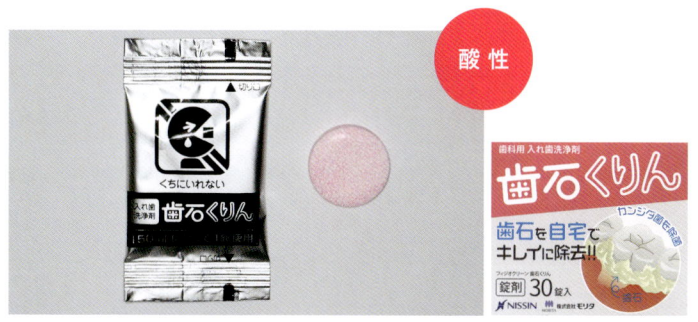

酸 性

フィジオクリーン 歯石くりん（ニッシン）は、とくにレジン床の歯石除去に優れています。酸性のため、使用できる義歯金属に制限がありますが、非常に洗浄力があります。

● フィジオクリーン 歯石くりん（ニッシン）

● 色素沈着除去に配慮した義歯洗浄剤　歯科専売

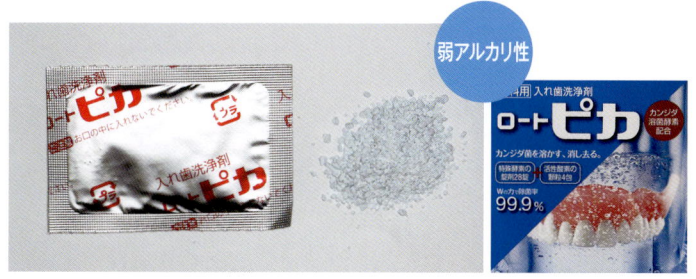

弱アルカリ性

色素沈着除去に非常に優れています。しかしながら、チタンなどの金属が変色する可能性があるため、そのような金属への使用は避けましょう。

● ロート ピカ（松風）

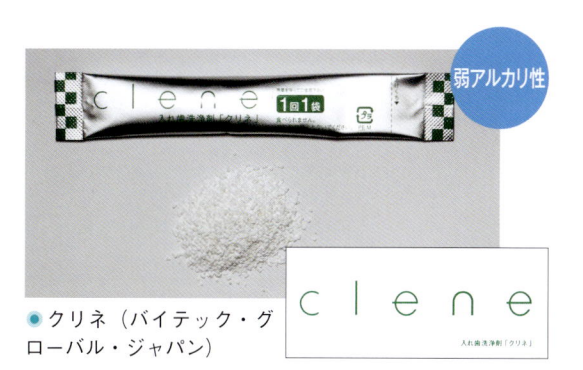

弱アルカリ性

● クリネ（バイテック・グローバル・ジャパン）

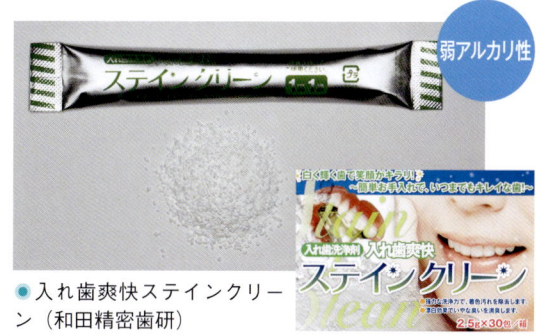

弱アルカリ性

● 入れ歯爽快ステインクリーン（和田精密歯研）

45

酸系にもかかわらず、金属材料を選ぶことなく使用できる義歯洗浄剤

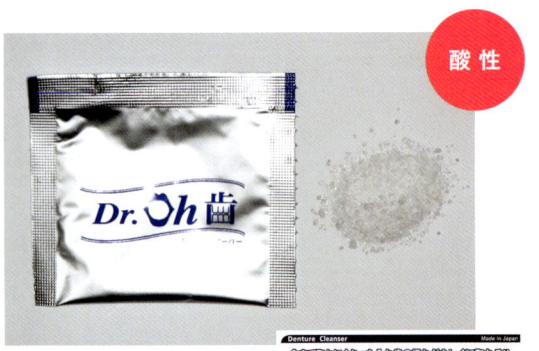

● ドクターオーハ（ゼネラル
クリーニングシステム）

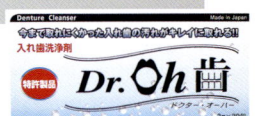

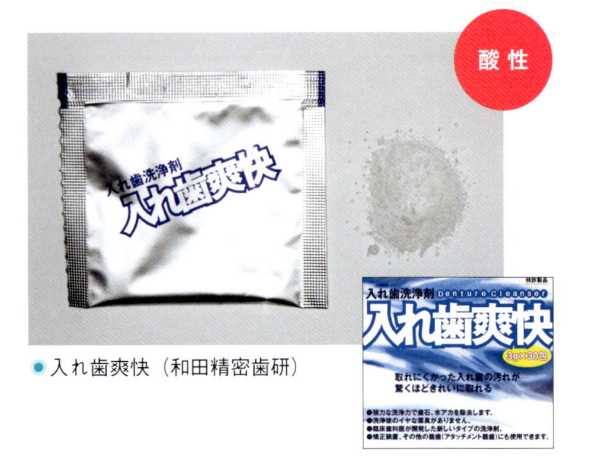

● 入れ歯爽快（和田精密歯研）

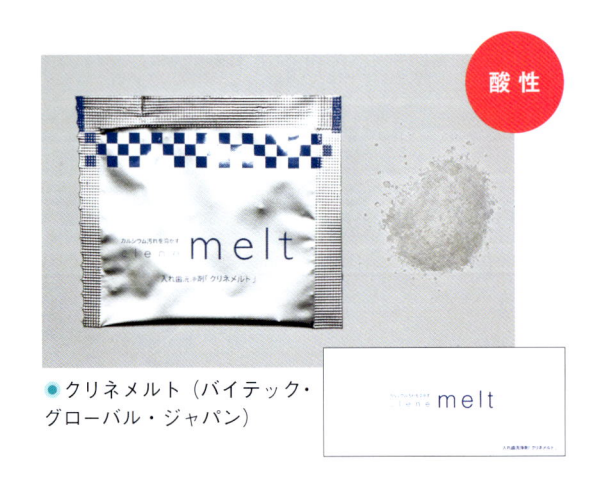

● クリネメルト（バイテック・
グローバル・ジャパン）

酸系は洗浄力が強いものの、使用できる金属が限られてきます。上記の洗浄剤は
金属を選ぶことなく使用できます。金属が変色した場合は、使用を中止しましょう。

● 二酸化チタン配合光触媒作用で 義歯を殺菌できる義歯洗浄剤

歯科専売

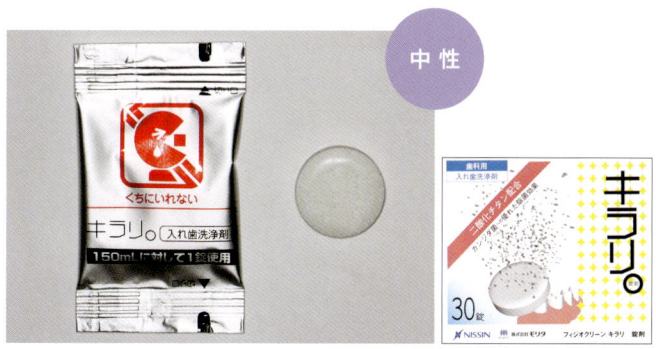

中 性

● フィジオクリーン キラリ。錠剤（ニッシン）

　二酸化チタンを配合することにより、光触媒作用（蛍光灯や太陽の光によって、義歯を殺菌する）をもつ唯一の義歯洗浄剤です。

誤った義歯洗浄剤を選択し、金属が変色！

　自院で製作した義歯なら用いた材料がわかるため、その材料に適した義歯洗浄剤を選択できます。しかしながら、他院で製作された義歯では、使われている材料を把握することは難しく、義歯材料に合わない義歯洗浄剤を選択してしまった場合、金属変色やレジン劣化などが起こります。したがって、他院で製作された義歯の場合、第1選択として中性の義歯洗浄剤を使用し、様子をみてから必要に応じて酸性やアルカリ性の義歯洗浄剤を使用しましょう。

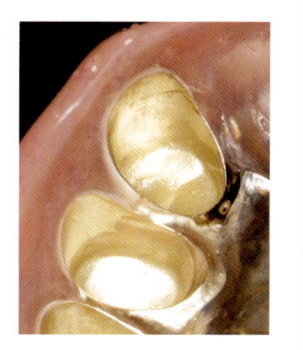

銀系無機抗菌剤配合の義歯洗浄剤

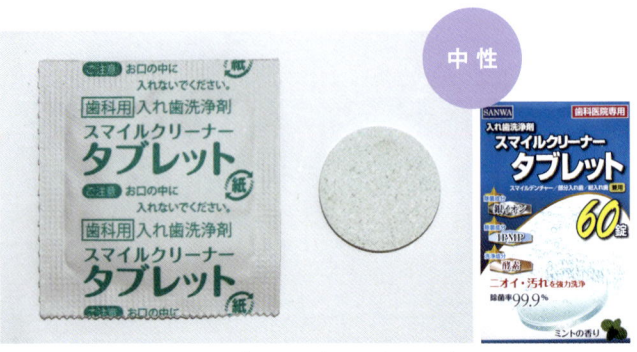

中性

● スマイルクリーナー タブレット（三和デンタル）

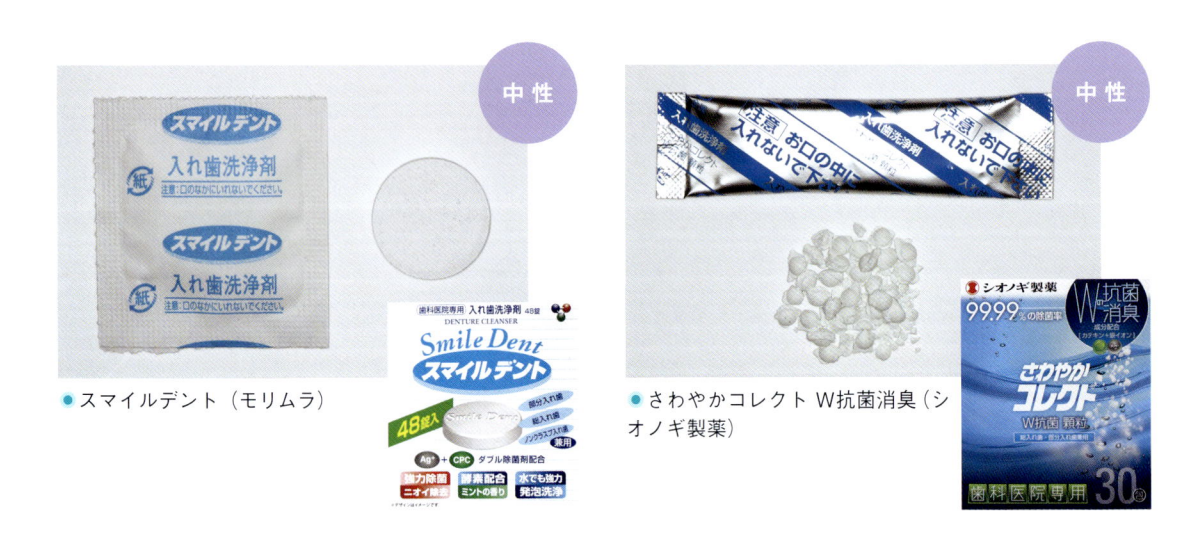

中性

● スマイルデント（モリムラ）

中性

● さわやかコレクト W抗菌消臭（シオノギ製薬）

　銀イオンを配合することにより、殺菌効果を上げています。ノンメタルクラスプデンチャーを含む、さまざまな材料に有効とされている銀系義歯洗浄剤ですが、銀に金属アレルギーをもっている義歯装着者には、使用を避けたほうがよいでしょう。

● 特殊な有効成分が配合されている 義歯洗浄剤

中 性

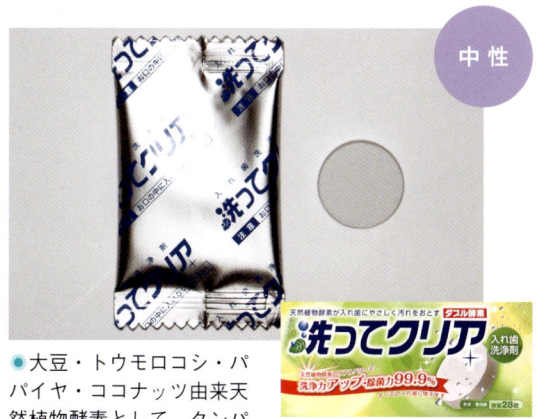

● 大豆・トウモロコシ・パパイヤ・ココナッツ由来天然植物酵素として、タンパク質分解酵素（パパイン）、脂肪分解酵素（リパーゼ）配合。洗ってクリア（東伸洋行）

中 性

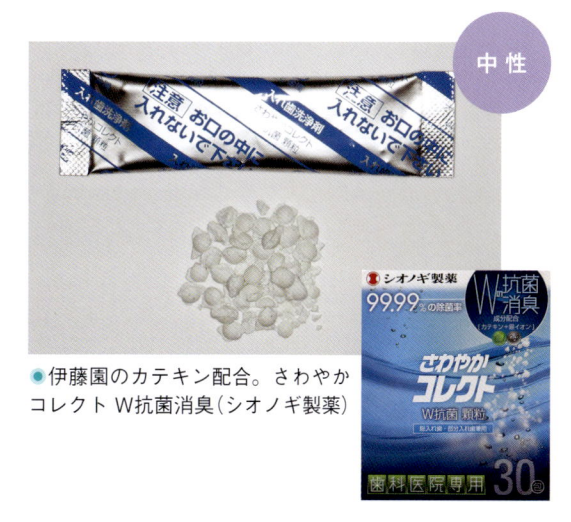

● 伊藤園のカテキン配合。さわやかコレクト W抗菌消臭（シオノギ製薬）

中 性

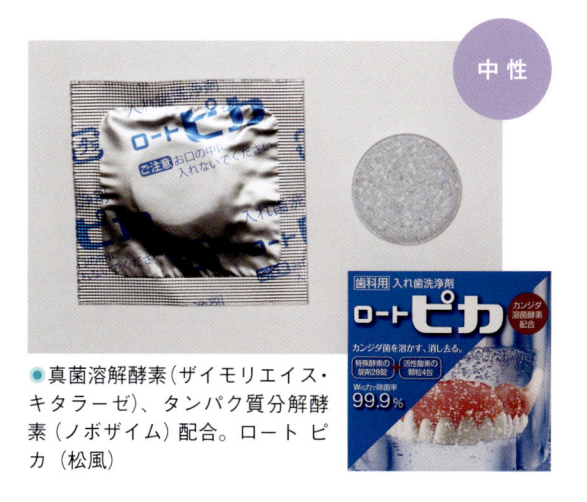

● 真菌溶解酵素（ザイモリエイス・キタラーゼ）、タンパク質分解酵素（ノボザイム）配合。ロート ピカ（松風）

弱アルカリ性

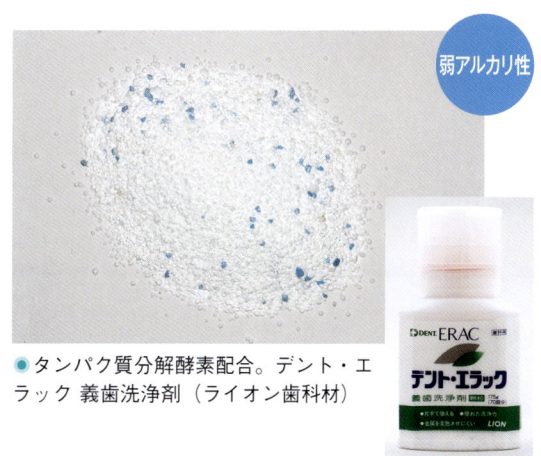

● タンパク質分解酵素配合。デント・エラック 義歯洗浄剤（ライオン歯科材）

● ノンメタルクラスプデンチャー用義歯洗浄剤

ノンメタルクラスプデンチャー全般

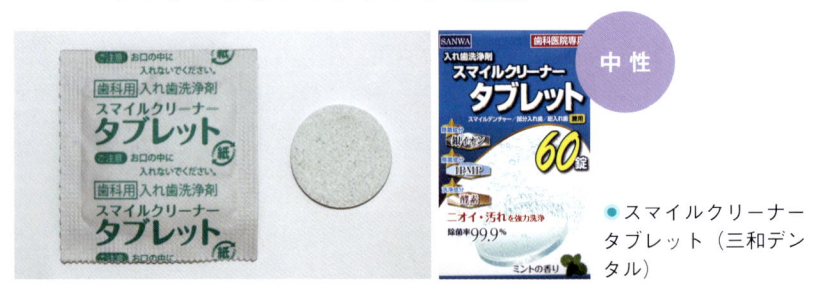

● スマイルクリーナー
タブレット（三和デン
タル）

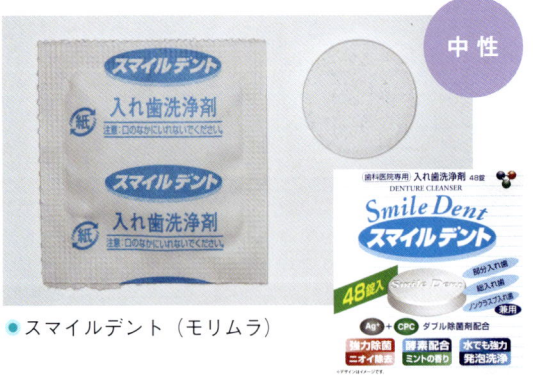

● スマイルデント（モリムラ）

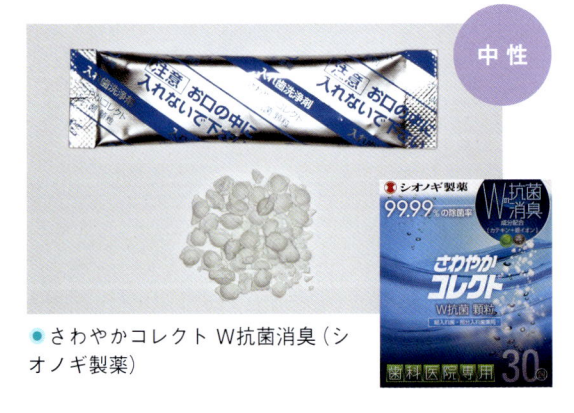

● さわやかコレクト W抗菌消臭（シ
オノギ製薬）

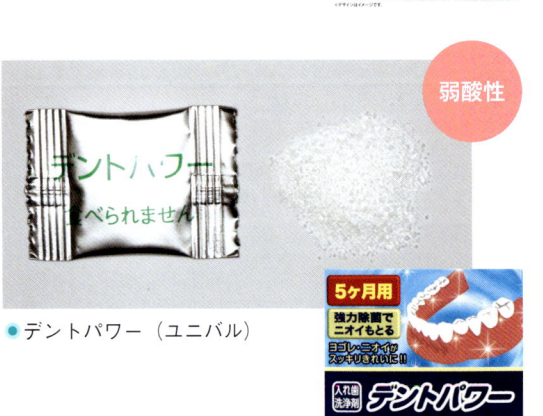

● デントパワー（ユニバル）

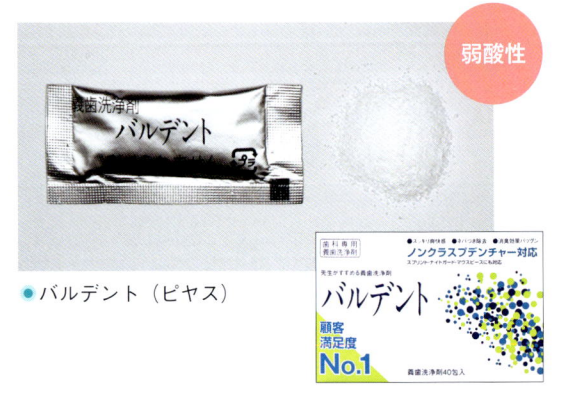

● バルデント（ピヤス）

50

歯科専売

スマイルデンチャー推奨義歯洗浄剤

弱酸性

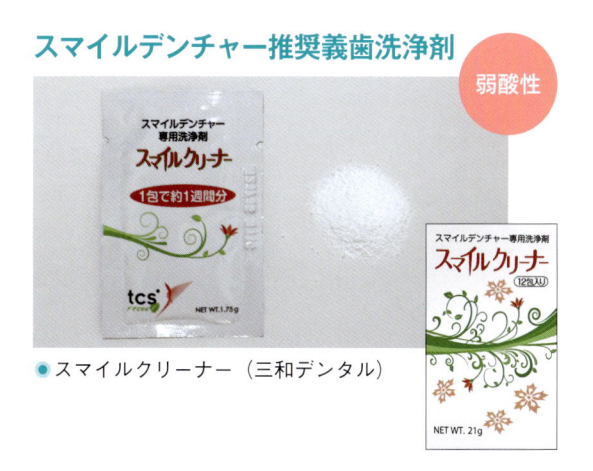

● スマイルクリーナー（三和デンタル）

バルプラスト推奨義歯洗浄剤

弱酸性

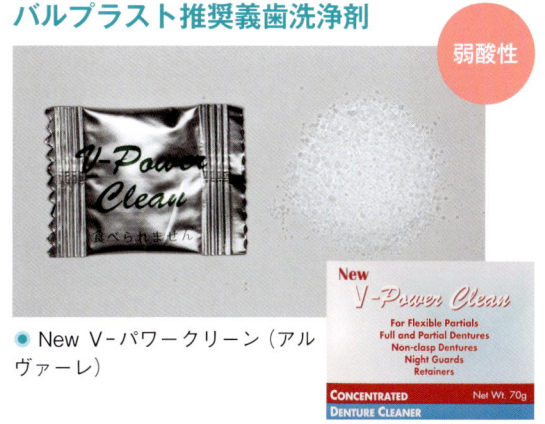

● New V-パワークリーン（アルヴァーレ）

レイニング樹脂・
レイニング樹脂 N 推奨義歯洗浄剤

中 性

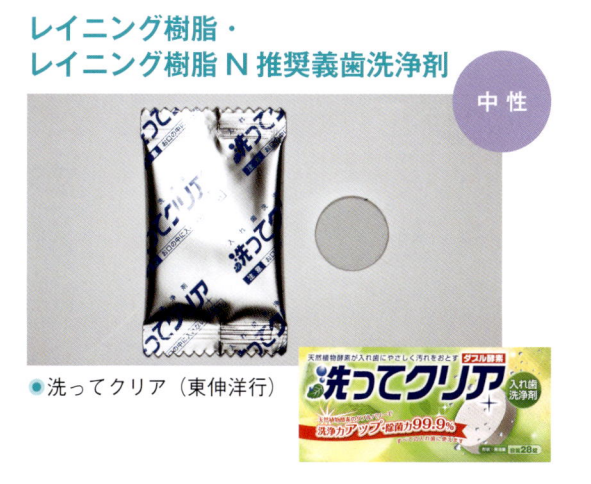

● 洗ってクリア（東伸洋行）

エステショット・アミドデショット・
エステブライト推奨義歯洗浄剤

酸 性

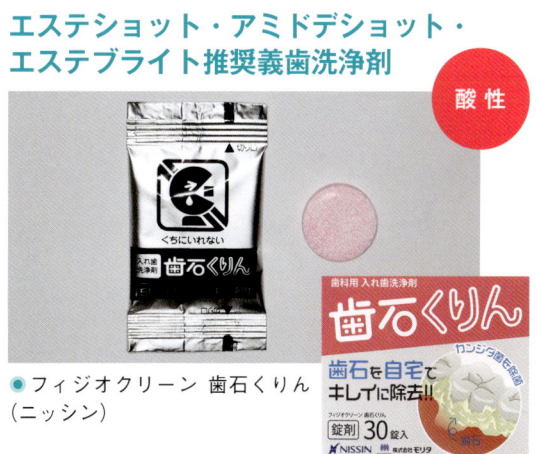

● フィジオクリーン 歯石くりん（ニッシン）

　ノンメタルクラスプデンチャーの樹脂の種類によっては、推奨義歯洗浄剤があります。樹脂材料に合った義歯洗浄剤を選ばないと、脱色・劣化が起こる可能性があります。エステショット・アミドデショット・エステブライトは、第１選択義歯洗浄剤を中性のキラリ。（ニッシン）としていますが、清掃不良が目立ち歯石除去を目的とした場合は、第２選択として歯石くりん（ニッシン）を使用します。

● 軟質リライン材専用義歯洗浄剤

アクリル系対応

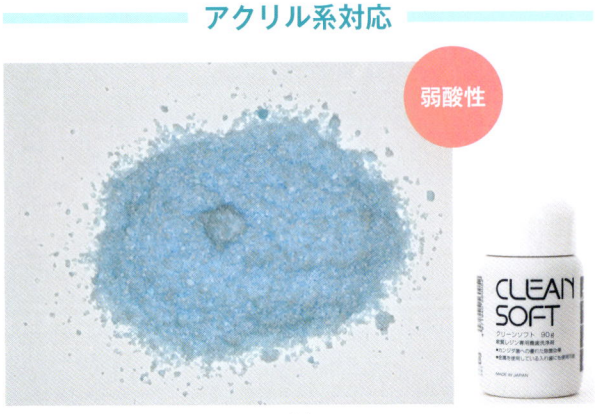

弱酸性

● クリーンソフト（亀水化学工業）

クリーンソフト（亀水化学工業）は、アクリル系軟質リライン材専用義歯洗浄剤です。酵素系でありながら、除菌力に優れています。しかしながら、シリコーン系には使用できません。

アクリル系・シリコーン系対応

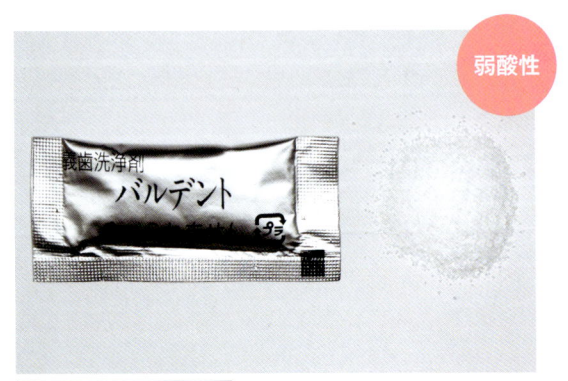

弱酸性

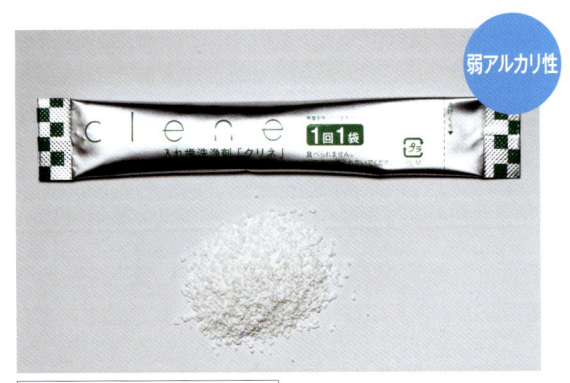

弱アルカリ性

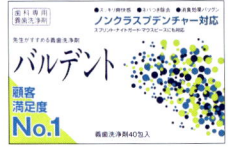

● バルデント（ピヤス）

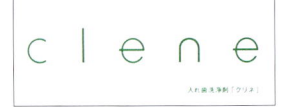

**コンフォート推奨
義歯洗浄剤**

● クリネ（バイテック・グローバル・ジャパン）

● ティッシュコンディショナーに用いることが可能な義歯洗浄剤

歯科専売

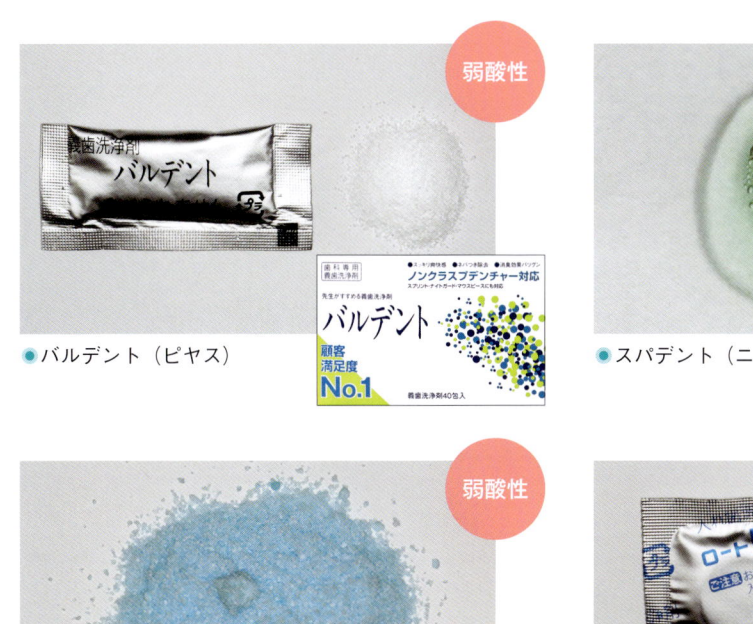

弱酸性

● バルデント（ピヤス）

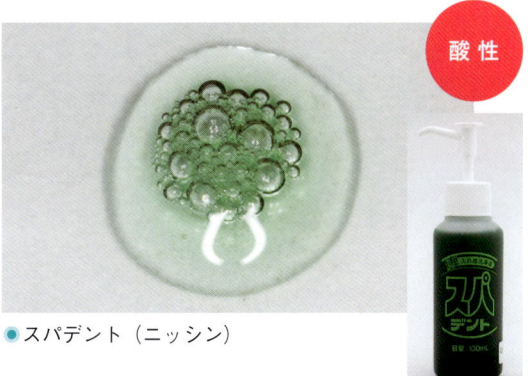

酸 性

● スパデント（ニッシン）

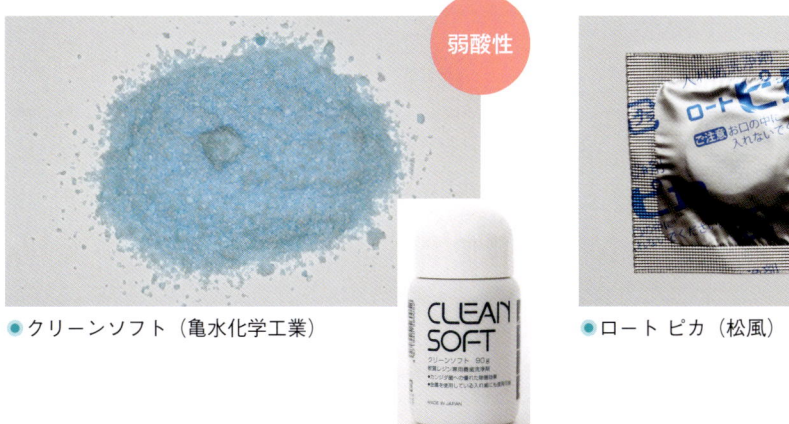

弱酸性

● クリーンソフト（亀水化学工業）

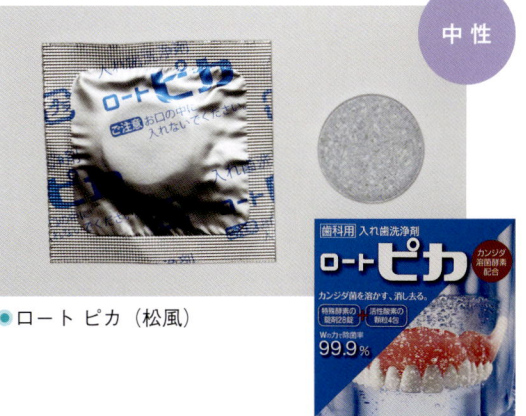

中 性

● ロート ピカ（松風）

　ロート ピカ（松風）の青ピカは、ティッシュコンディショナーに用いることができますが、発泡しきってから使用しないとティッシュコンディショナーが変形を起こす可能性があります。クリーンソフト（亀水化学工業）、スパデント（ニッシン）、バルデント（ピヤス）は発泡しないので、そのままティッシュコンディショナーの洗浄に用いることができます。

ティッシュコンディショナーを清潔にする意味

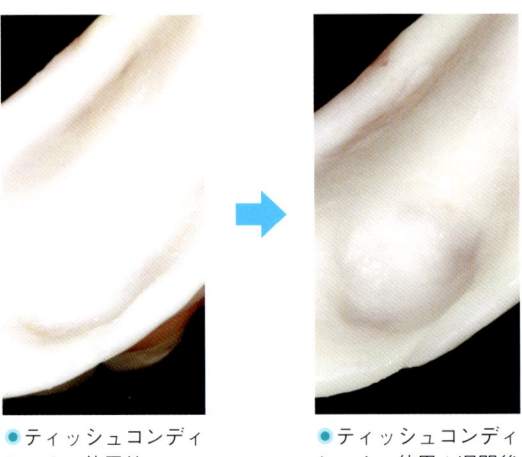

● ティッシュコンディ
ショナー使用前

● ティッシュコンディ
ショナー使用1週間後

　ティッシュコンディショナーは加圧すると変形する軟質材料のため、義歯用ブラシを用いた機械的清掃を行うことができません。特性により、ティッシュコンディショナーは微生物の温床になりやすいため、使用可能な義歯洗浄剤を用いて清潔に保つことが必要です。

● 使用頻度や時間、溶液の使用法に特徴がある義歯洗浄剤

歯科専売

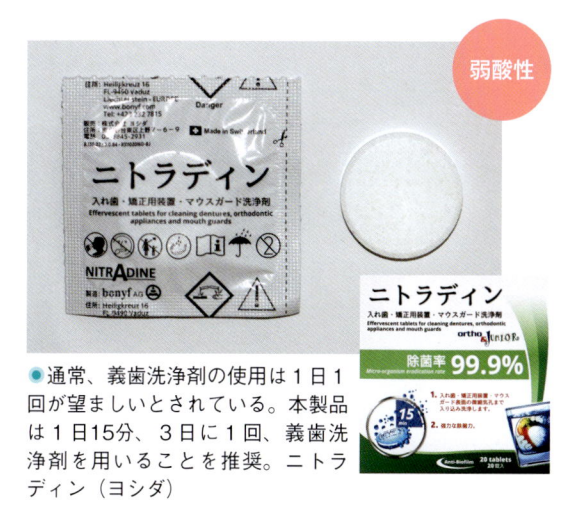

弱酸性

● 通常、義歯洗浄剤の使用は1日1回が望ましいとされている。本製品は1日15分、3日に1回、義歯洗浄剤を用いることを推奨。ニトラディン（ヨシダ）

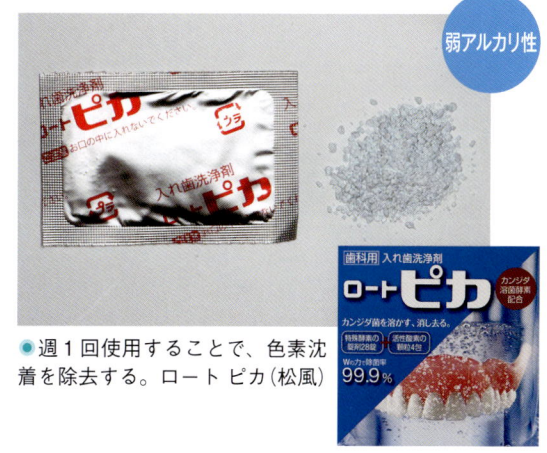

弱アルカリ性

● 週1回使用することで、色素沈着を除去する。ロート ピカ（松風）

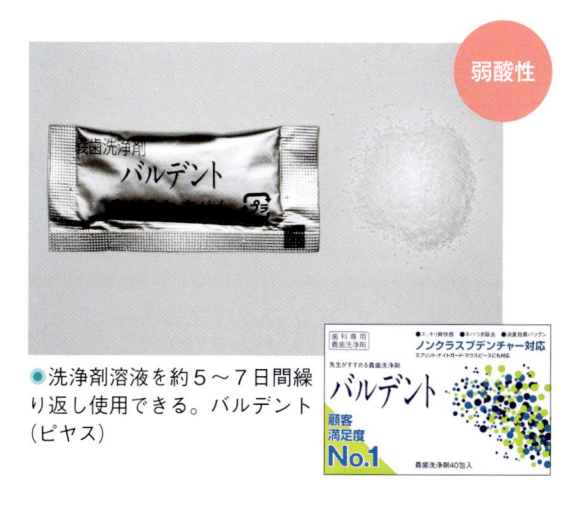

弱酸性

● 洗浄剤溶液を約5～7日間繰り返し使用できる。バルデント（ピヤス）

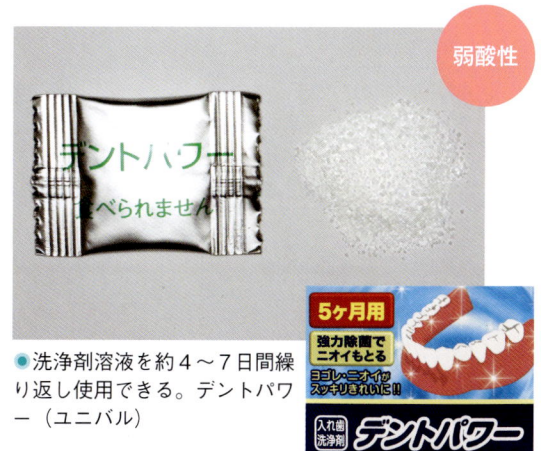

弱酸性

● 洗浄剤溶液を約4～7日間繰り返し使用できる。デントパワー（ユニバル）

55

義歯の汚れや義歯材料に配慮した義歯洗浄剤シリーズ

金属床専用

中性

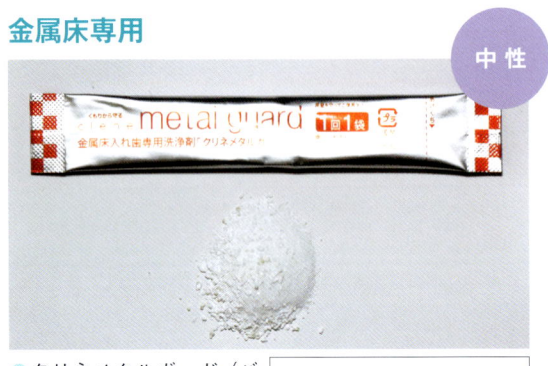

- クリネメタルガード（バイテック・グローバル・ジャパン）

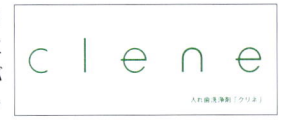

チタン床を除く義歯全般に使用可能

弱アルカリ性

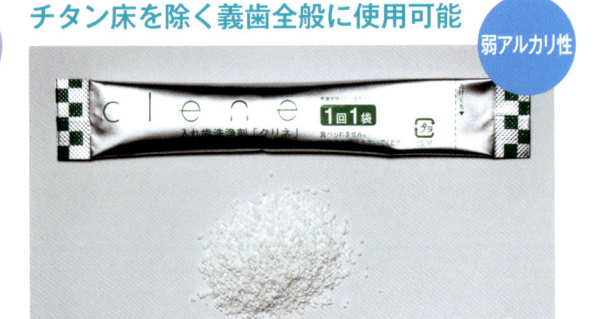

- 軟質リライン材・ノンメタルクラスプデンチャーにも使用できる。クリネ（バイテック・グローバル・ジャパン）

歯石様沈着物除去に特化

酸性

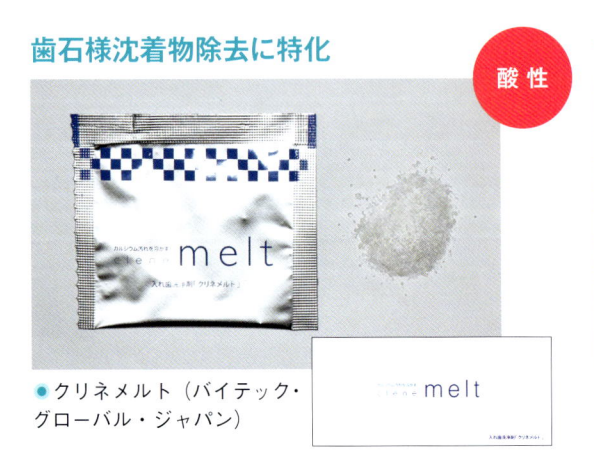

- クリネメルト（バイテック・グローバル・ジャパン）

色素沈着除去に特化

強酸性

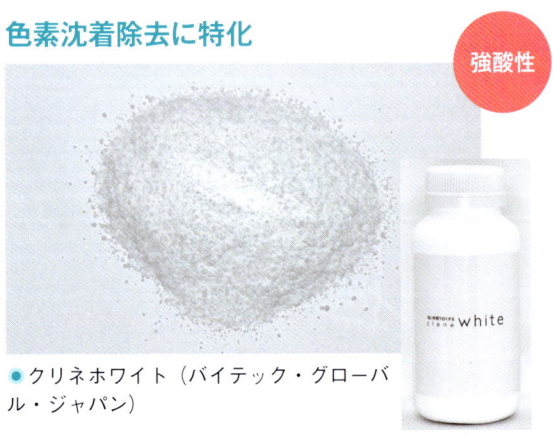

- クリネホワイト（バイテック・グローバル・ジャパン）

　用途や義歯の材質によって、義歯洗浄剤をシリーズ化させて歯科専売として販売しているのは、バイテック・グローバル・ジャパンのみです。

● 市販と歯科専売で効力が異なる義歯洗浄剤

歯科専売

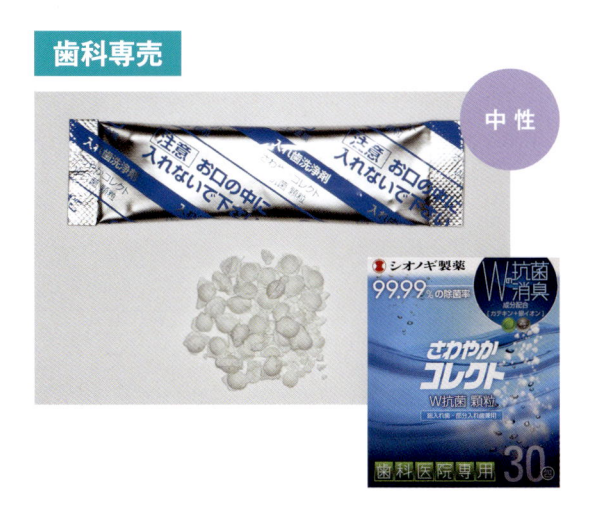

中性

市 販

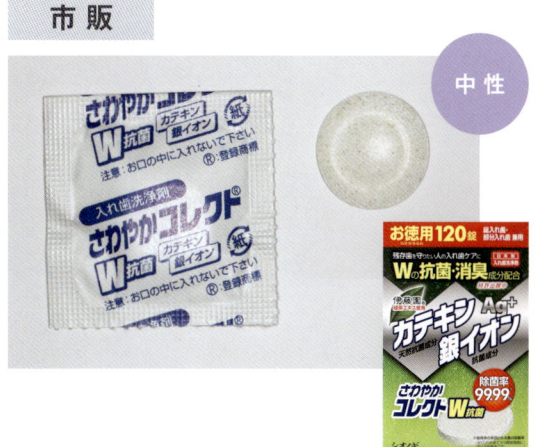

中性

　さわやかコレクト W抗菌消臭（シオノギ製薬）は、銀イオンとカテキン（伊藤園）の効果を期待した銀系抗菌剤配合過酸化物です。市販と歯科専売で差別化を図るため、歯科専売の義歯洗浄剤に含まれている薬効成分を強くし、また錠剤の形状をクラッシュ顆粒にすることによって発泡しやすいようにしています。

● ポリデントで唯一歯科専売の義歯洗浄剤 **歯科専売**

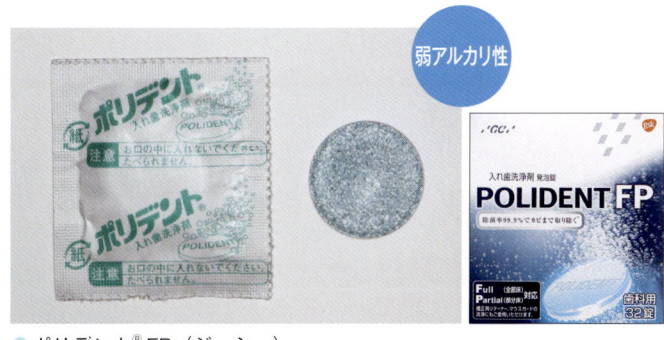

弱アルカリ性

● ポリデント® FP（ジーシー）

　市販で最も販売出荷数が多いポリデントが唯一、歯科専売として販売している義歯洗浄剤。しかしながら、成分は市販の弱アルカリ性義歯洗浄剤（部分入れ歯用）と変わりません。あくまでも消費者が歯科医院だけでなはく、同じものを市販で購入できるようにと、配慮されています。

● CMなどで周知されている市販義歯洗浄剤

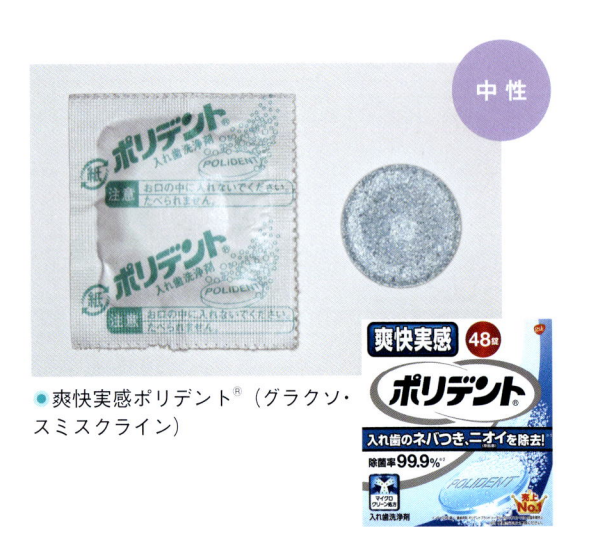

中性

● 爽快実感ポリデント®（グラクソ・スミスクライン）

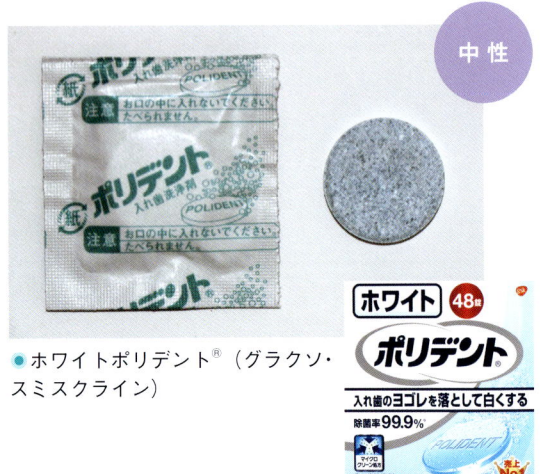

中性

● ホワイトポリデント®（グラクソ・スミスクライン）

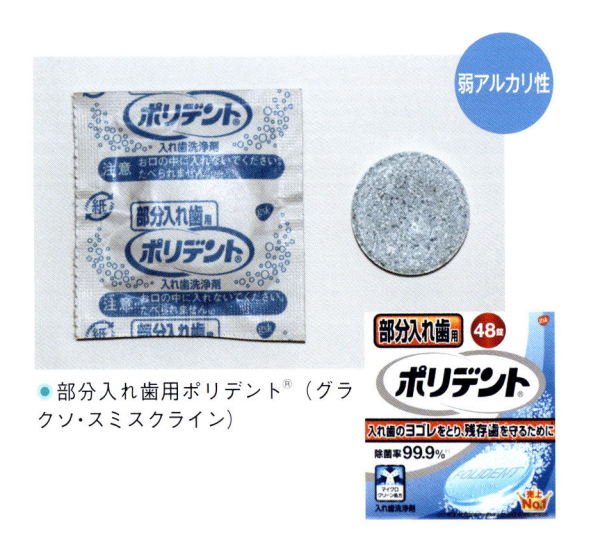

弱アルカリ性

● 部分入れ歯用ポリデント®（グラクソ・スミスクライン）

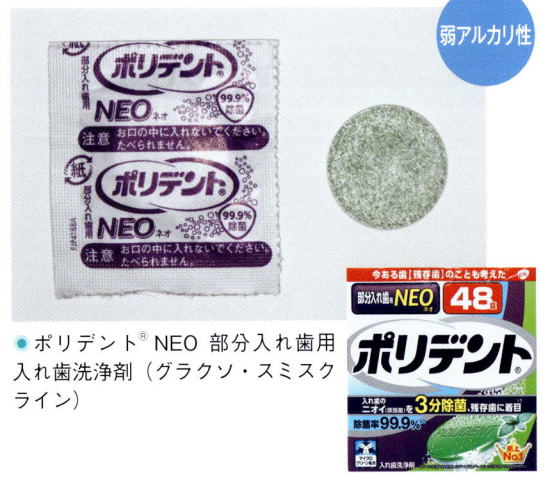

弱アルカリ性

● ポリデント® NEO 部分入れ歯用入れ歯洗浄剤（グラクソ・スミスクライン）

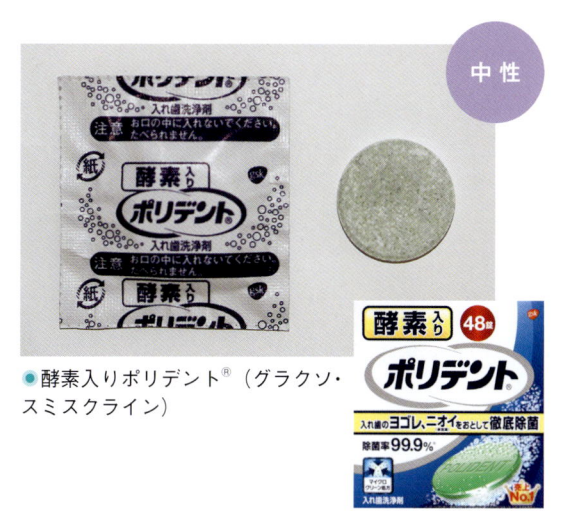

中性

● 酵素入りポリデント®（グラクソ・スミスクライン）

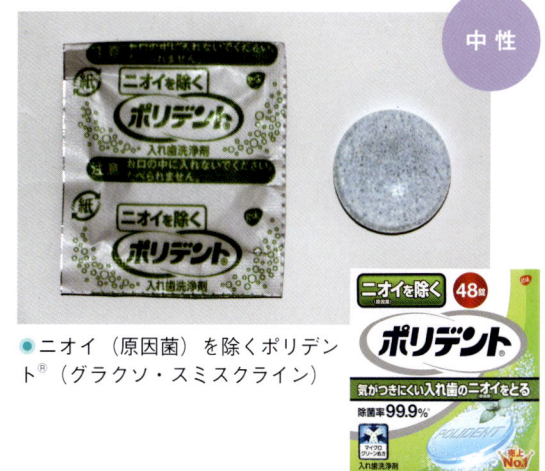

中性

● ニオイ（原因菌）を除くポリデント®（グラクソ・スミスクライン）

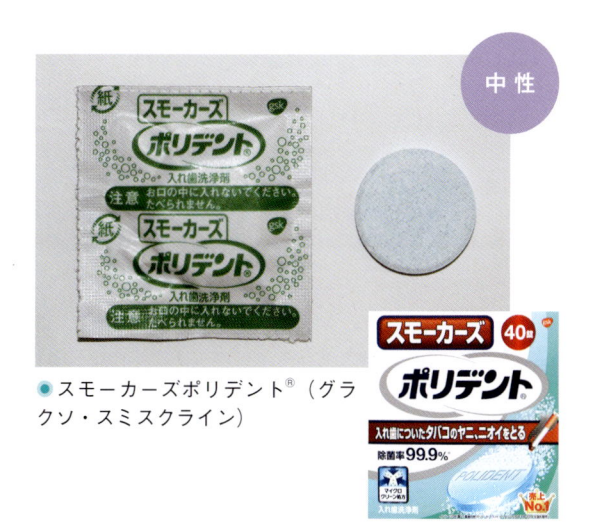

中性

● スモーカーズポリデント®（グラクソ・スミスクライン）

　義歯洗浄剤の主成分や有効成分を理解しなくても、パッケージに記載してある洗浄目的（爽快実感・ホワイト・部分入れ歯用・ニオイを除くなど）によって消費者が購入しやすいようにし、シリーズとして販売しています。

59

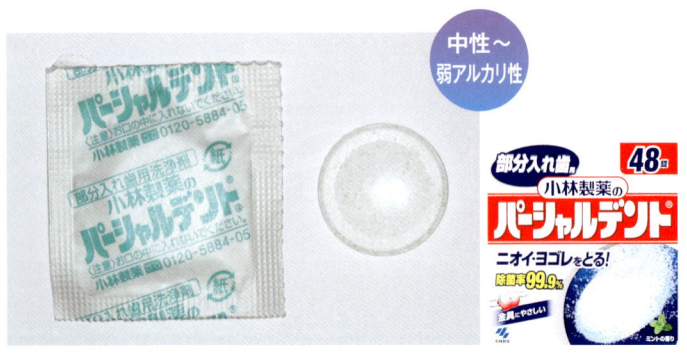

● 小林製薬のパーシャルデント（小林製薬）

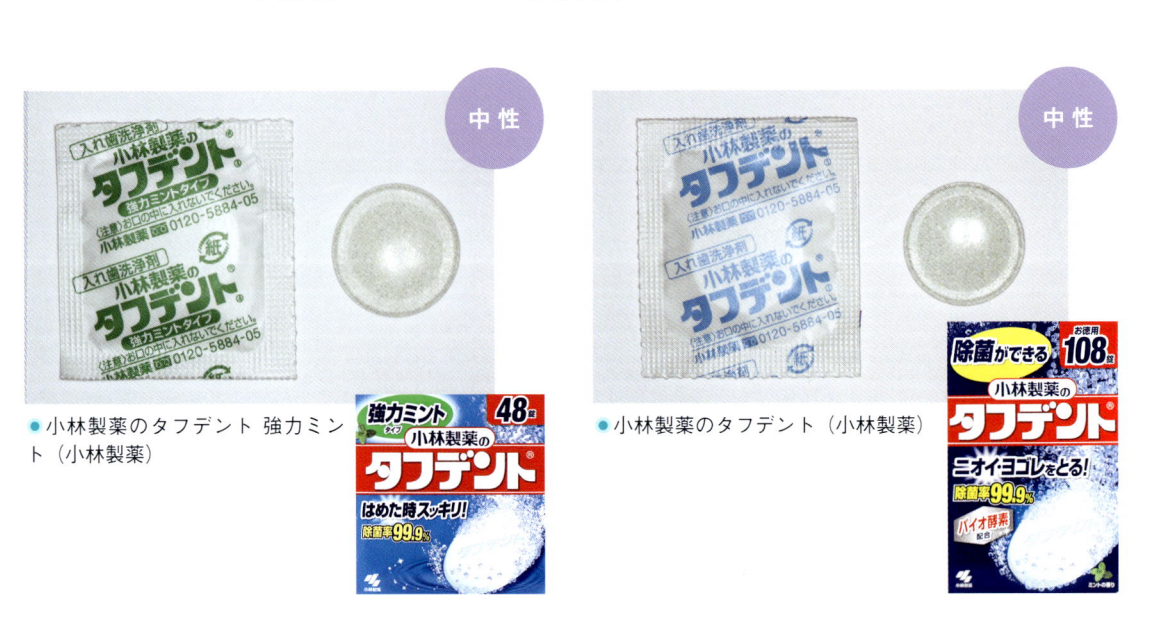

● 小林製薬のタフデント 強力ミント（小林製薬）

● 小林製薬のタフデント（小林製薬）

ポリデントシリーズやタフデントシリーズは、テレビCMなどで周知されています。全国どこでも購入できることは、消費者にとって利便性に優れています。

● プライベートブランドの義歯洗浄剤　市販

スーパーマーケットオリジナル

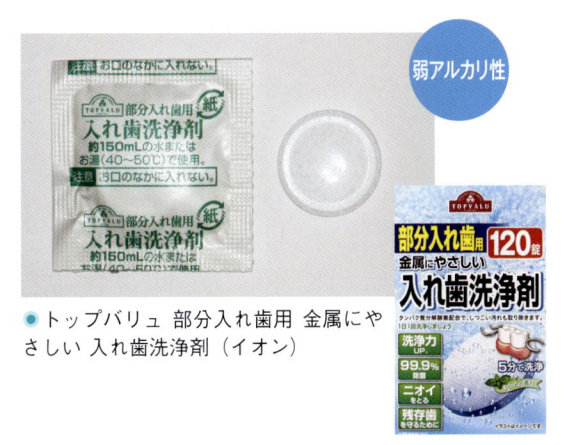

弱アルカリ性

● トップバリュ 部分入れ歯用 金属にやさしい 入れ歯洗浄剤（イオン）

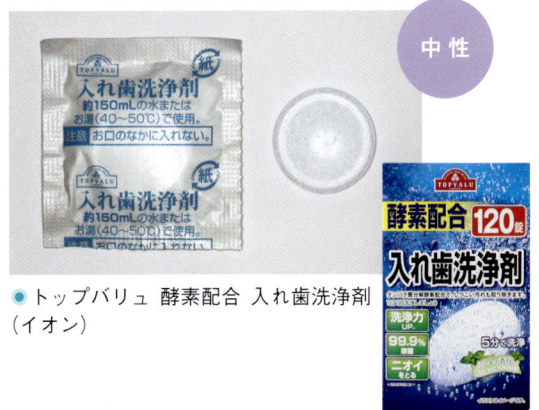

中性

● トップバリュ 酵素配合 入れ歯洗浄剤（イオン）

100円ショップオリジナル

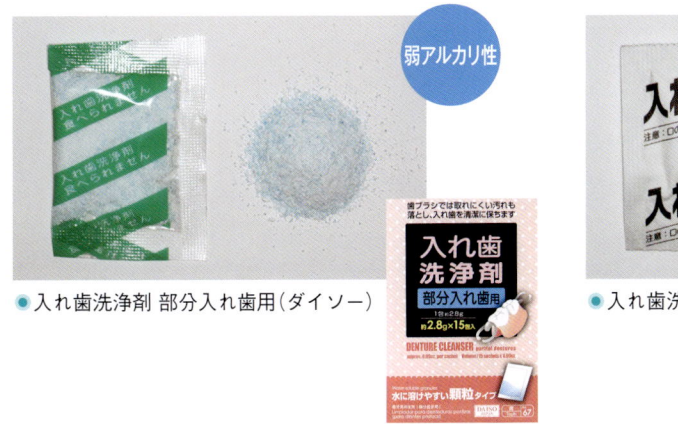

弱アルカリ性

● 入れ歯洗浄剤 部分入れ歯用（ダイソー）

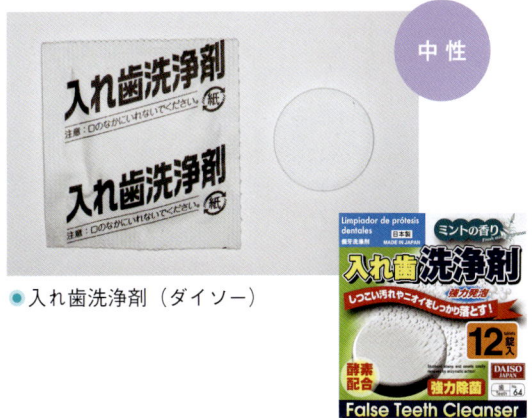

中性

● 入れ歯洗浄剤（ダイソー）

近年、消費者に価格を下げた義歯洗浄剤を提供するため、量販店オリジナルの義歯洗浄剤が販売されています。

その他の義歯洗浄剤

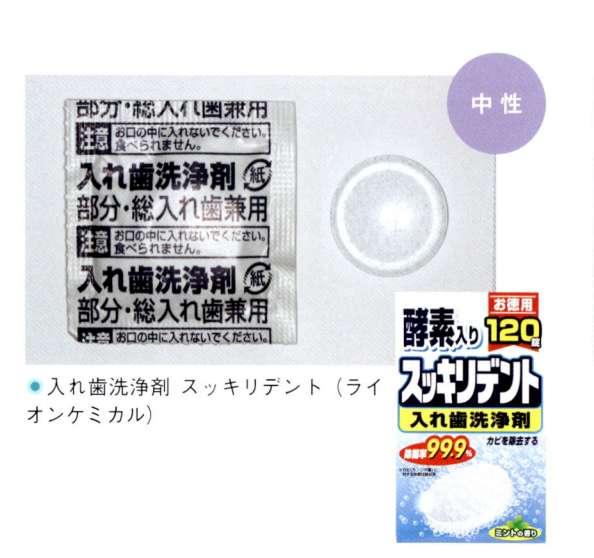

中性

● 入れ歯洗浄剤 スッキリデント（ライオンケミカル）

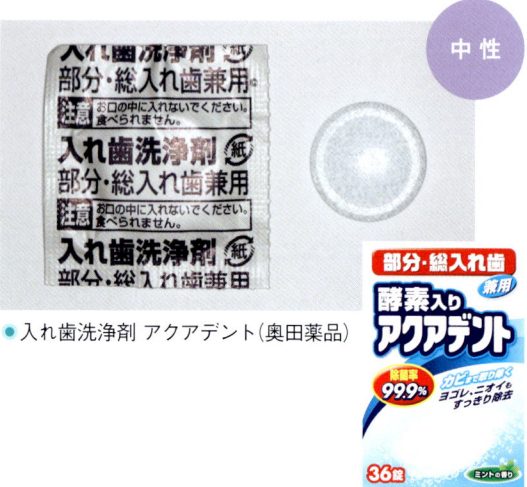

中性

● 入れ歯洗浄剤 アクアデント(奥田薬品)

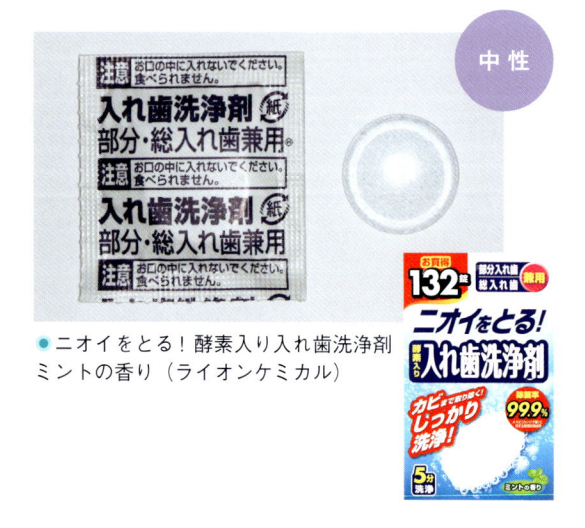

中性

● ニオイをとる！酵素入り入れ歯洗浄剤 ミントの香り（ライオンケミカル）

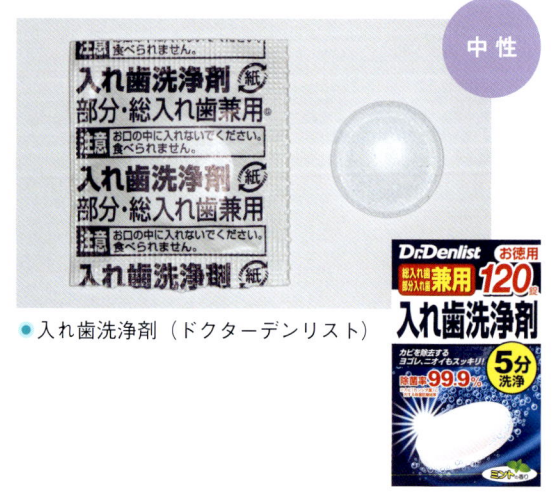

中性

● 入れ歯洗浄剤（ドクターデンリスト）

市 販

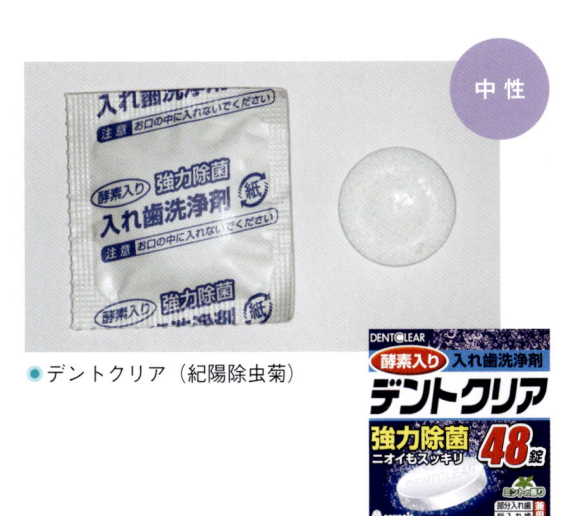

● デントクリア（紀陽除虫菊）

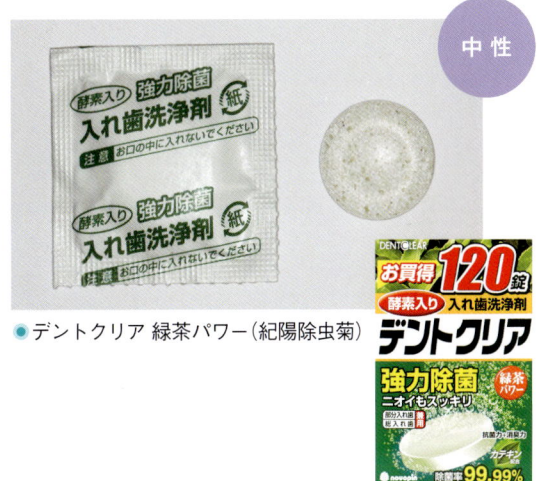

● デントクリア 緑茶パワー（紀陽除虫菊）

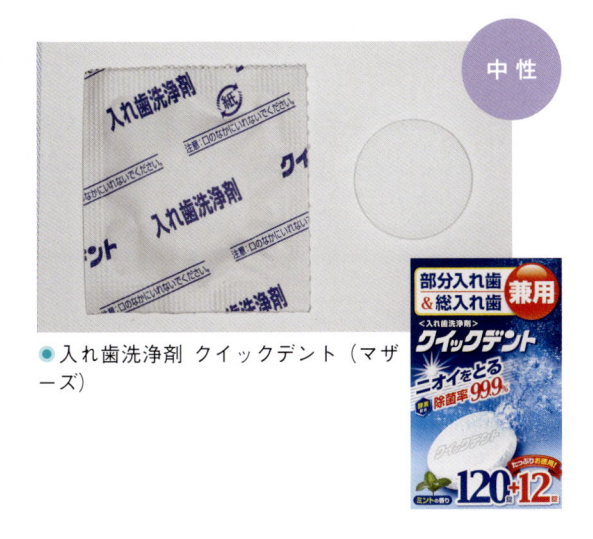

● 入れ歯洗浄剤 クイックデント（マザーズ）

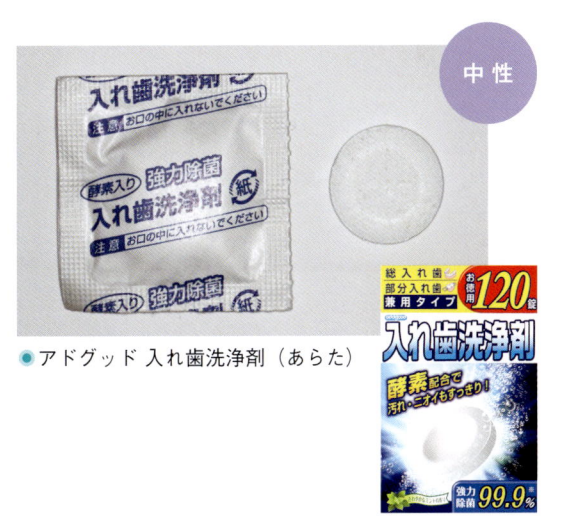

● アドグッド 入れ歯洗浄剤（あらた）

市　販

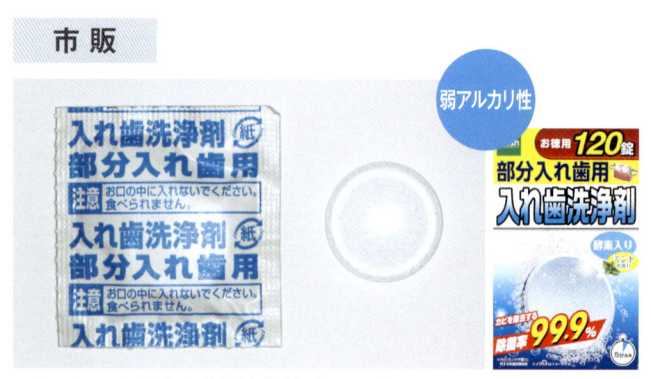

弱アルカリ性

● クレシュ 部分入れ歯用洗浄剤（あらた）

歯科専売

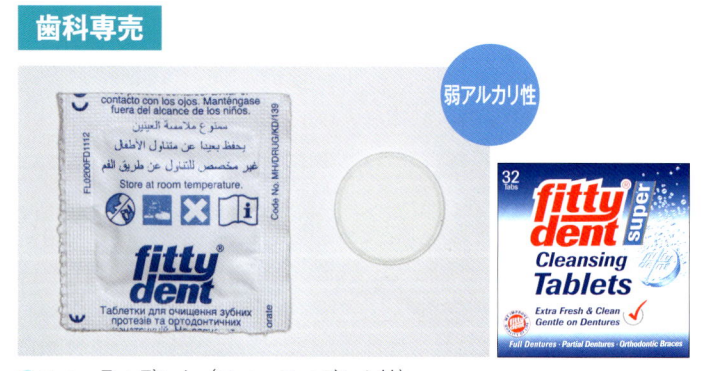

弱アルカリ性

● フィッティデント（フィッティデント社）

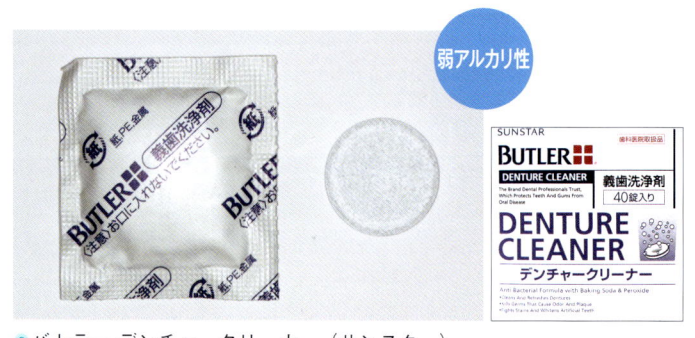

弱アルカリ性

● バトラー デンチャークリーナー（サンスター）

歯科専売

弱アルカリ性

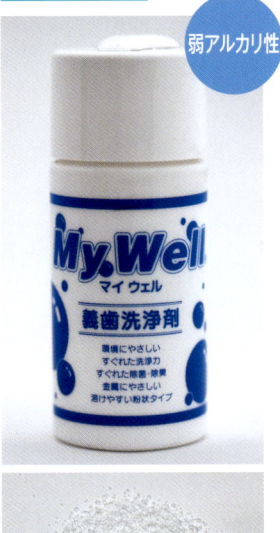

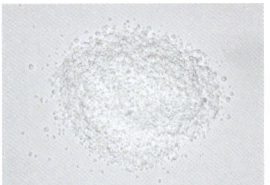

● マイ ウェル 義歯洗浄剤(マイテクニカル)

市 販

弱アルカリ性

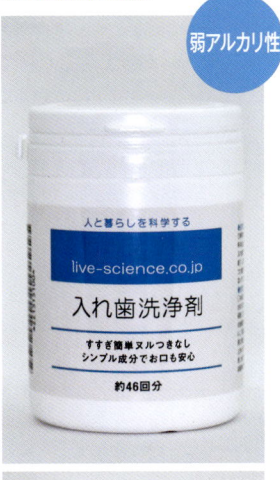

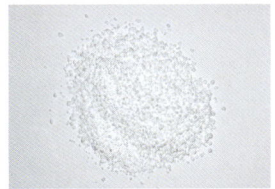

● 石けん百貨 入れ歯洗浄剤（石けん百貨）

防菌スプレー　　**歯科専売**

　義歯の防菌を考え、Etak（持続性防菌成分）によって義歯に付着する菌やウイルスを固定化し、24時間にわたって義歯の防菌効果を示します。

　外出などによって義歯洗浄ができない場合や、毎日の義歯洗浄に加え、義歯を清潔に保つための補助に用いることができます。

● イータック義歯防菌スプレー（エーザイ）

● 義歯用歯みがきとして使用できる義歯洗浄剤

液体タイプ（発泡無）

酸 性

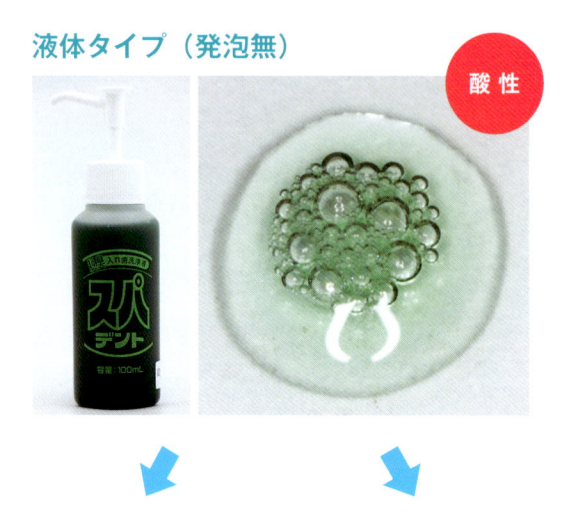

義歯用液体歯みがきとして使用

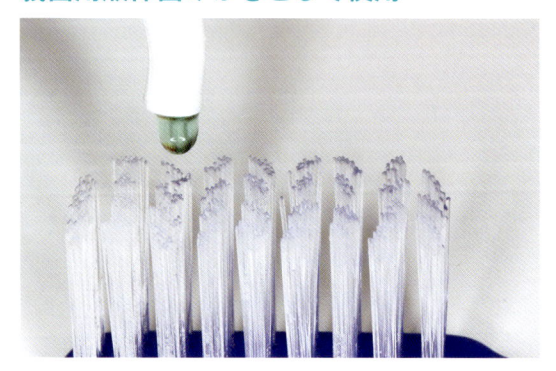

義歯洗浄剤として使用

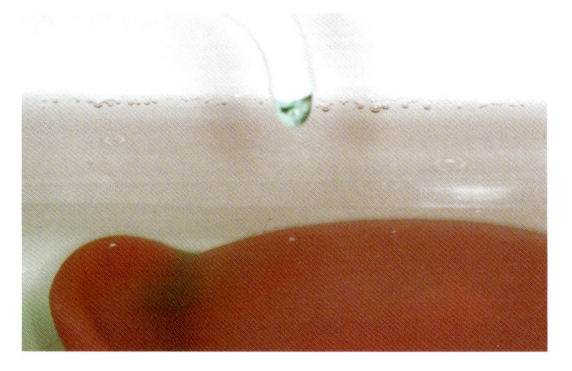

　スパデント（ニッシン）は、義歯洗浄剤として溶液を作ることができるだけではなく、義歯用歯みがきとしても使用できる唯一の義歯洗浄剤です。

● 義歯に直接滴下して使う 液体義歯洗浄剤（義歯用歯みがき・義歯洗浄剤兼用）

歯科専売

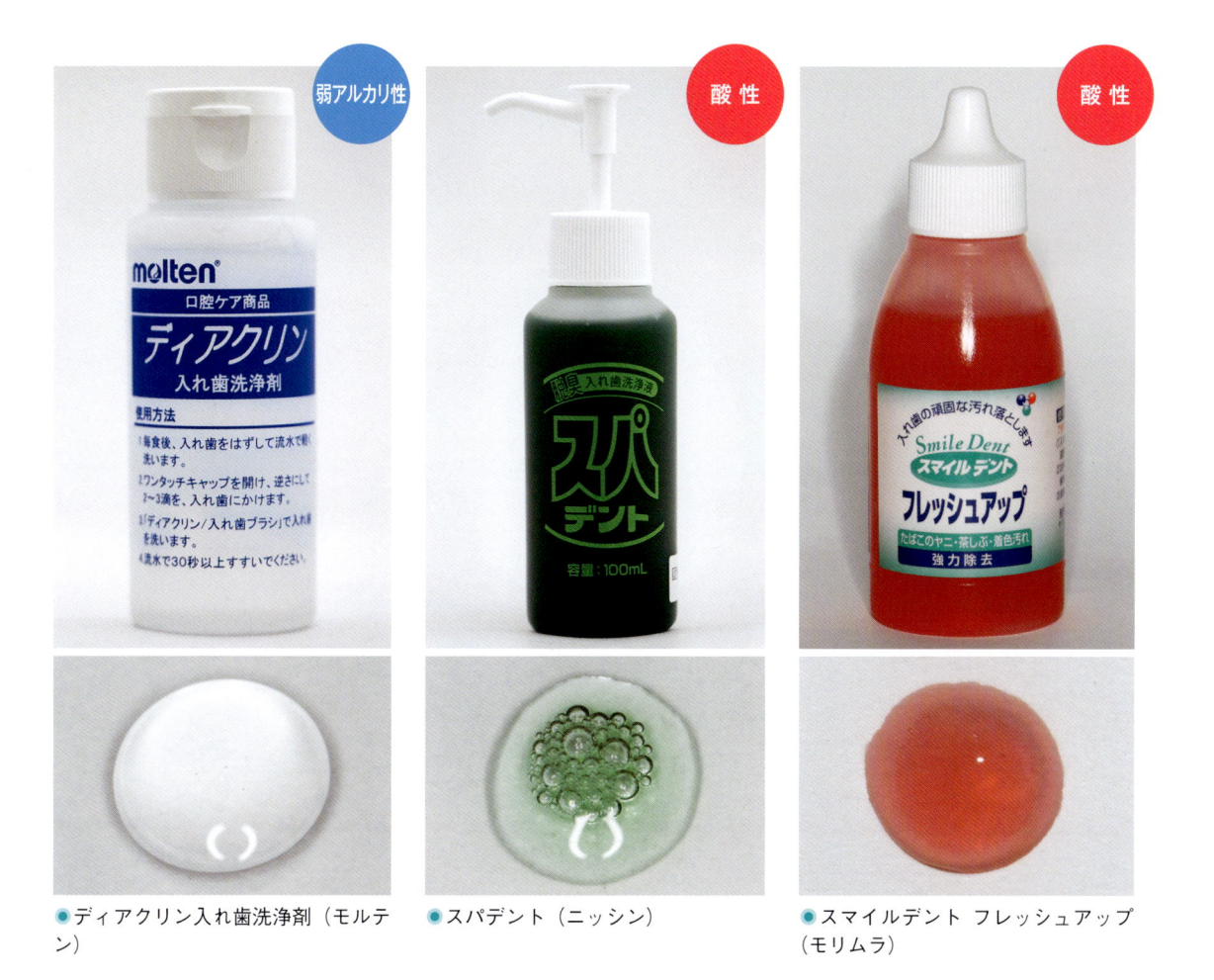

● ディアクリン入れ歯洗浄剤（モルテン）

● スパデント（ニッシン）

● スマイルデント フレッシュアップ（モリムラ）

　　義歯用歯みがきと義歯洗浄剤を兼ねています。そのため、長時間素手に液体洗浄剤が触れた状態で機械的清掃をしていると、手荒れを起こす可能性もあります。

● 義歯に直接使用する義歯用フォーム
（義歯用歯みがき・義歯洗浄剤兼用）

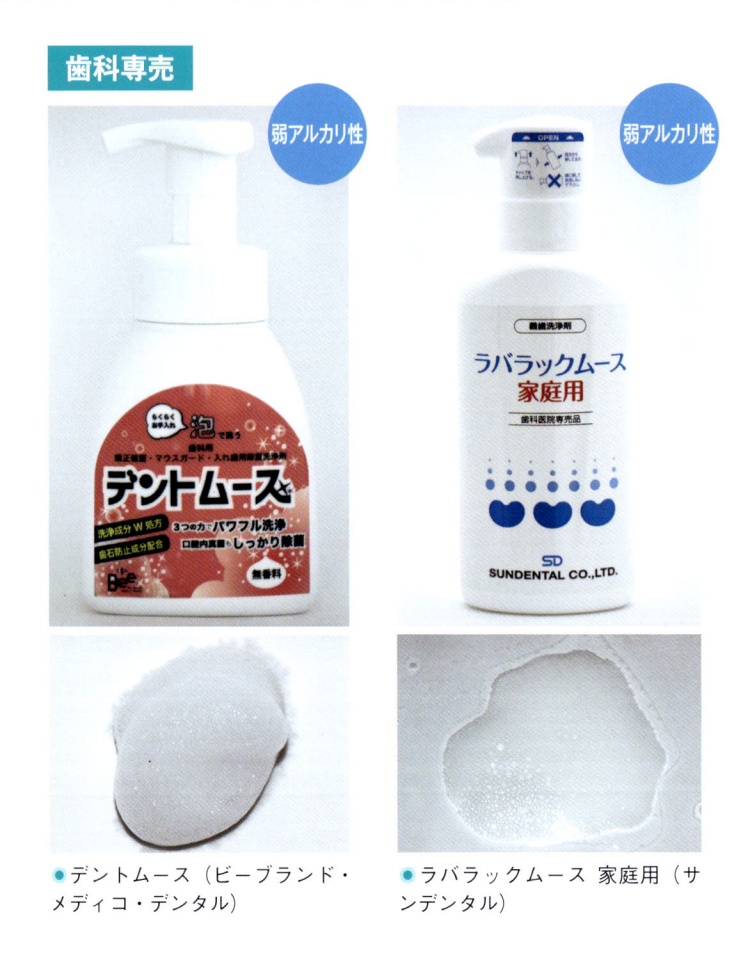

歯科専売

弱アルカリ性

弱アルカリ性

● デントムース（ビーブランド・メディコ・デンタル）

● ラバラックムース 家庭用（サンデンタル）

　フォームタイプの義歯洗浄剤は、錠剤や粉末顆粒の洗浄剤のように、水に溶解する手間もなく、直接フォームで義歯を覆い浸すことで、化学的清掃をすることができます。
　ポリデントシリーズ（グラクソ・スミスクライン）の義歯用フォームは、市販品も歯科専売

歯科専売

市 販

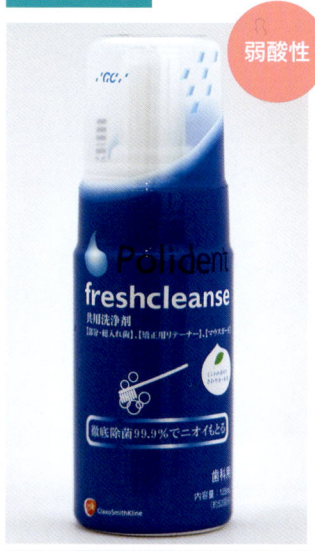

弱酸性

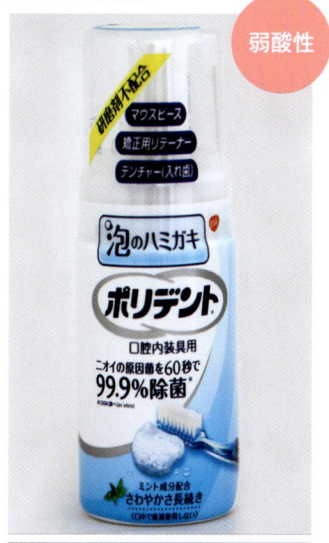

弱酸性

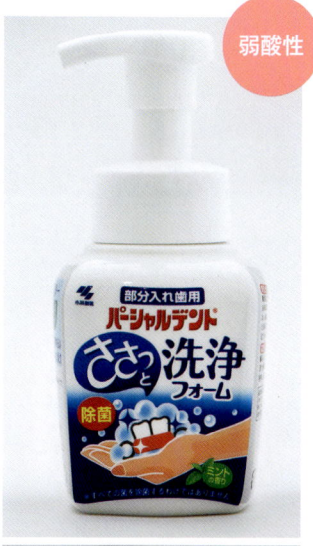

弱酸性

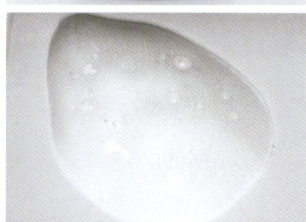

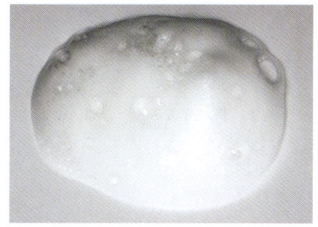

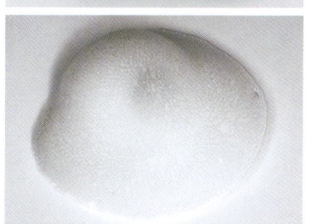

● ポリデント® フレッシュクレン
ズ（ジーシー）

● ポリデント® 泡のハミガキ（グ
ラクソ・スミスクライン）

● パーシャルデント洗浄フォーム
（小林製薬）

品も成分は一緒です。義歯装着者が歯科医院だけではなく、どこの薬局やスーパーでも購入で
きるように配慮されています。主成分や有効成分によって義歯洗浄剤の用途を兼ね、義歯洗浄
剤を使用しなくても、洗浄効果が高いものもあります。

水に滴下して溶液を作る液体義歯洗浄剤

歯科専売

酸 性

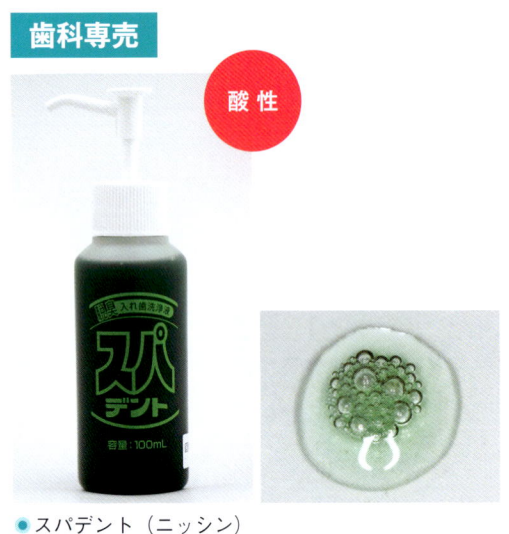

● スパデント（ニッシン）

市 販

酸 性

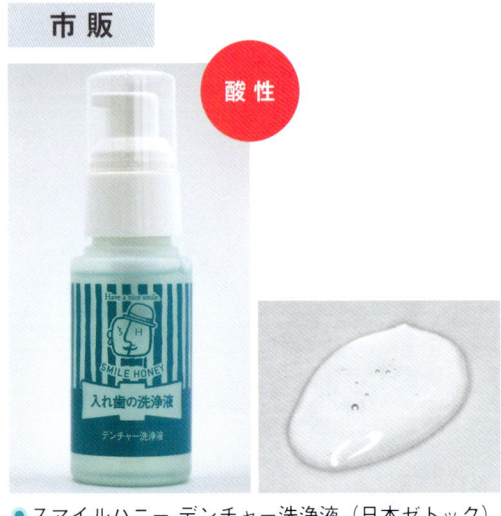

● スマイルハニー デンチャー洗浄液（日本ゼトック）

超音波洗浄器専用の液体義歯洗浄剤 市 販

中性

5分間の超音波洗浄で義歯洗浄効果を発揮させるため、分散性のよい界面活性剤を使用しています。

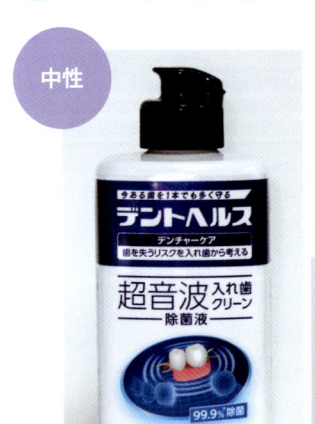

● デントヘルス デンチャーケア 超音波入れ歯クリーン 除菌液（ライオン）

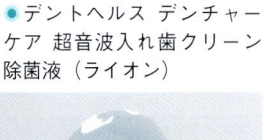

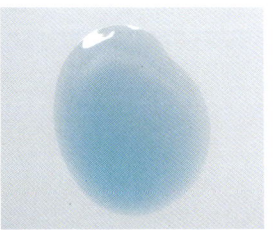

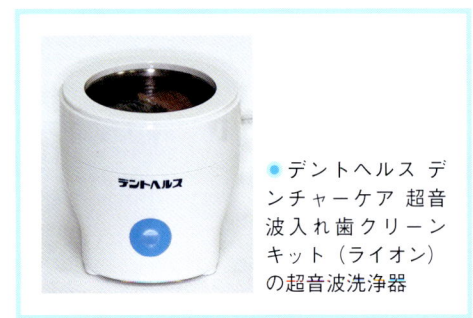

● デントヘルス デンチャーケア 超音波入れ歯クリーンキット（ライオン）の超音波洗浄器

● 義歯の保管

歯科専売

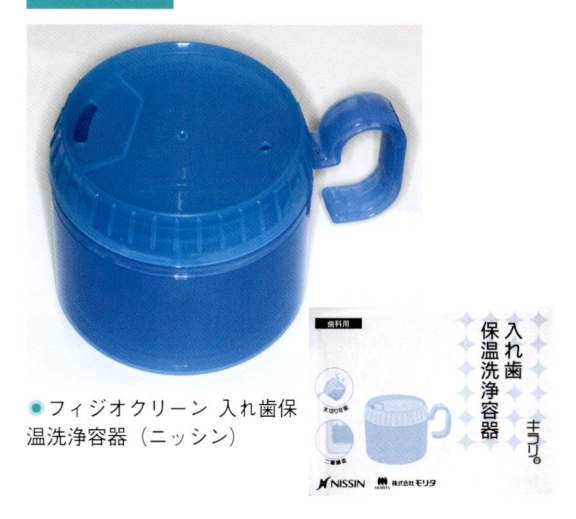

● フィジオクリーン 入れ歯保温洗浄容器（ニッシン）

市販

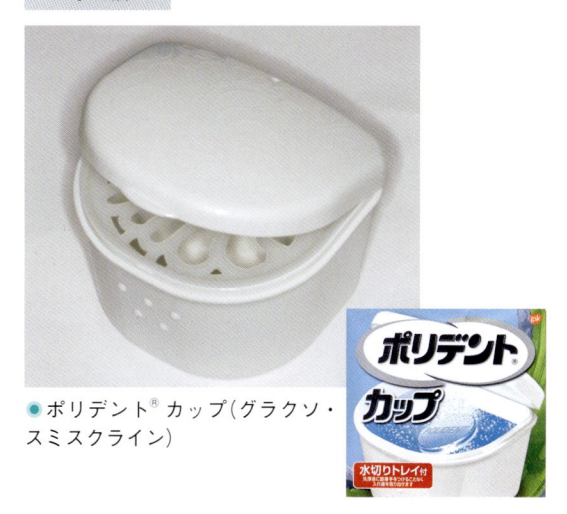

● ポリデント® カップ（グラクソ・スミスクライン）

　就寝前に義歯を外した後、義歯は専用ケースで保管することが望ましいです。義歯は乾燥させると変形するおそれがあるため、水か義歯洗浄剤の入った溶液の中で保管しましょう。

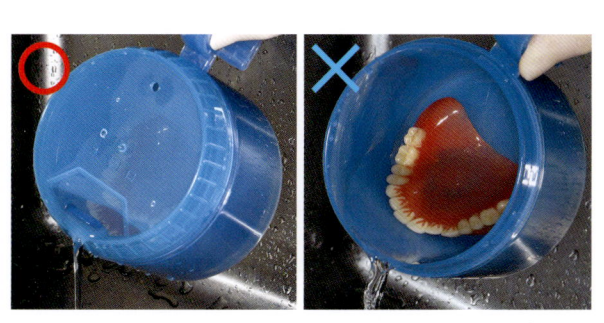

水切りが付いたケースの必要性

　洗浄時の義歯落下を防ぐために、水切りが付いたケースが好ましいです。

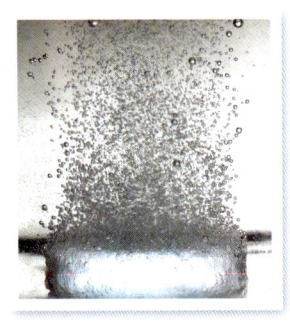

義歯の
プロフェッショナルケア

● プロフェッショナルケアの流れ

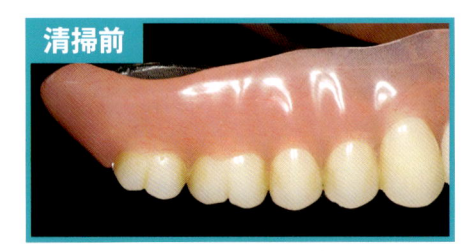

清掃前

● 人工歯間を中心に、歯石様沈着物を認める

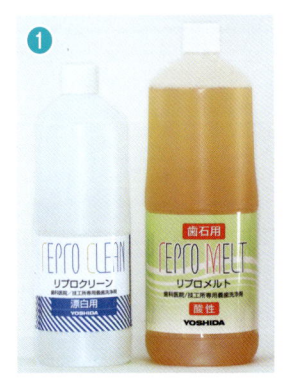

● 洗浄剤（アルカリ性・酸性）選択。左：リプロクリーン、右：リプロメルト（いずれもヨシダ）

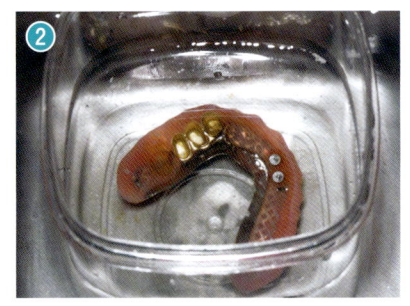

● 洗浄剤で超音波洗浄

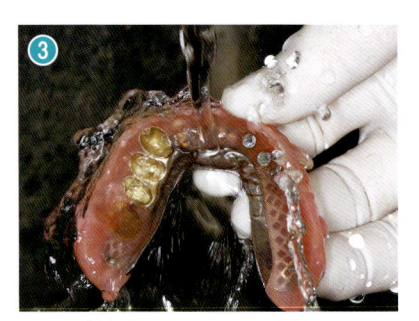

● よく水洗する

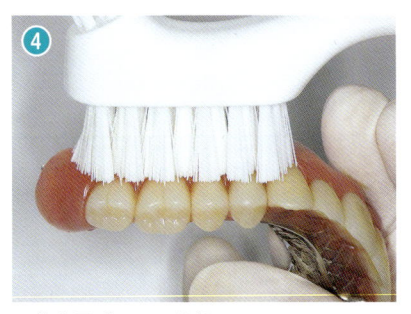

● 義歯用ブラシで清掃

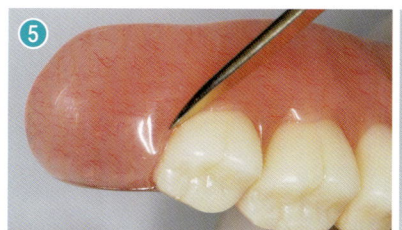
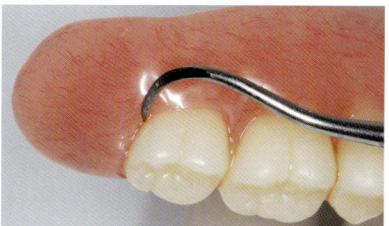

●エバンスなどで清掃

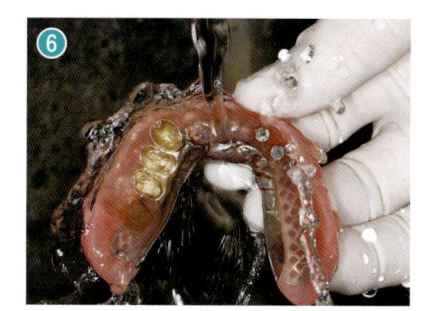

●よく水洗する

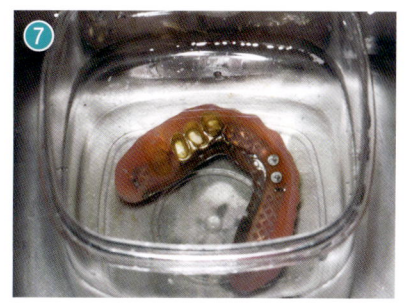

●水で超音波洗浄

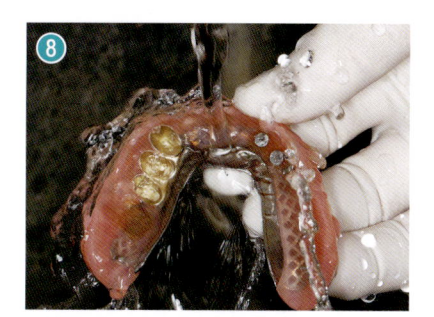

●洗浄剤を念入りに水洗する

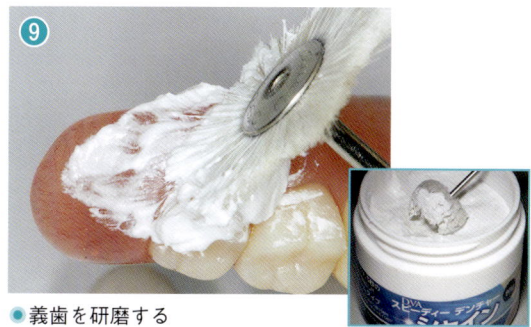

●義歯を研磨する

● DVA スピーディー デンチャーシャイン（茂久田商会）

清掃後

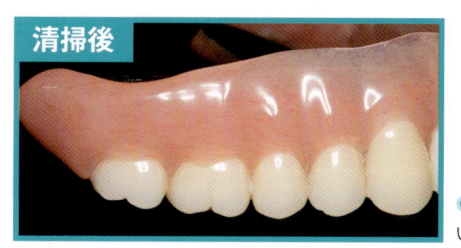

●歯石様沈着物をきれいに除去できている

● プロフェッショナルケアの洗浄例

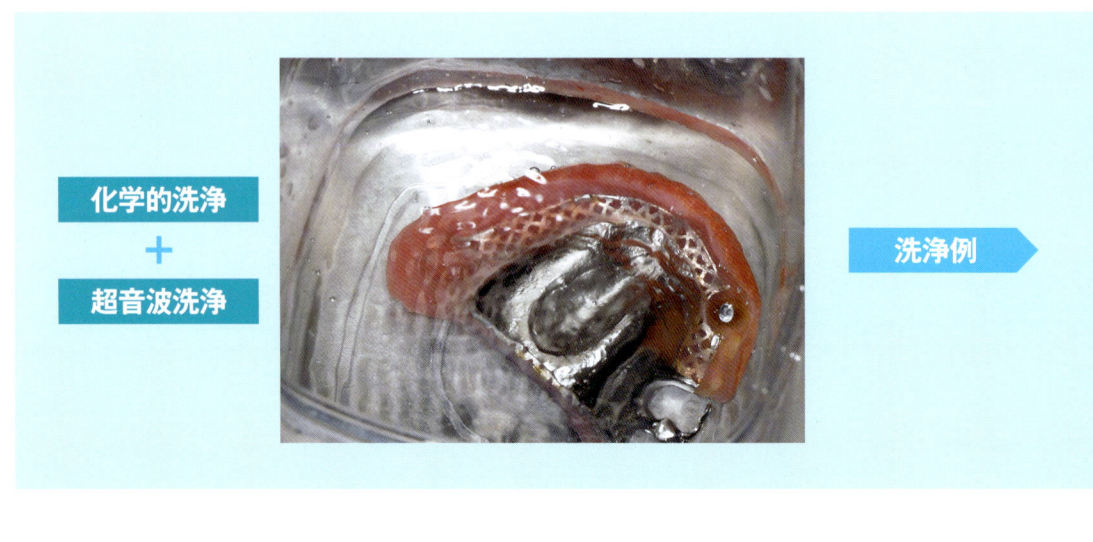

化学的洗浄
＋
超音波洗浄

洗浄例

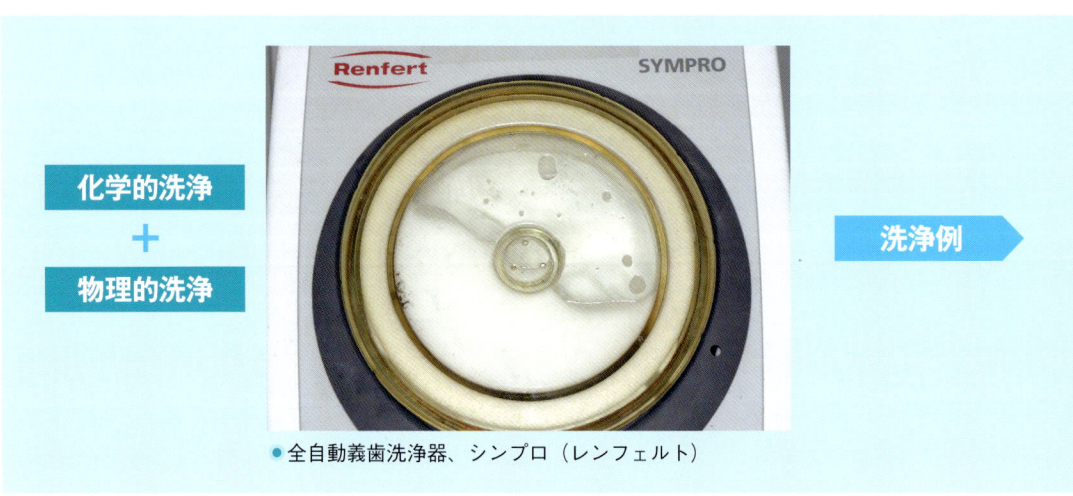

化学的洗浄
＋
物理的洗浄

洗浄例

● 全自動義歯洗浄器、シンプロ（レンフェルト）

　歯科医院専用義歯洗浄剤の多くは、超音波洗浄や物理的洗浄の併用を勧めています。
物理的化学的相乗効果により、洗浄効果を高めます。

義歯洗浄前

義歯洗浄後

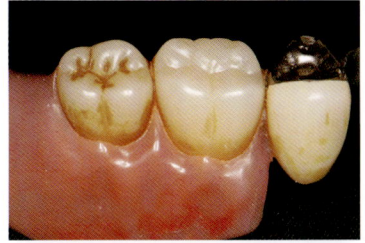

酸性・アルカリ性洗浄剤を選択し、超音波洗浄器を用いて洗浄

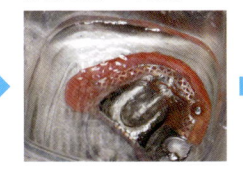

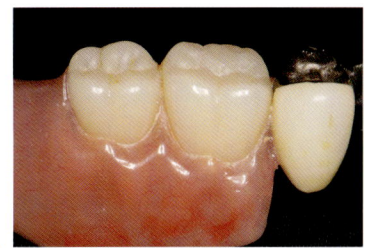

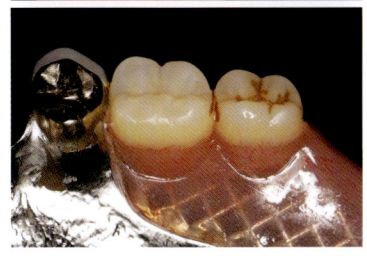

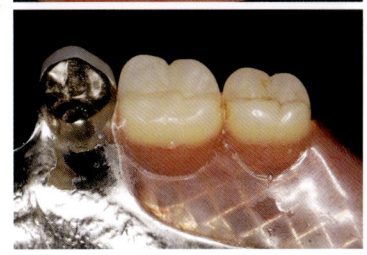

義歯洗浄前

義歯洗浄後

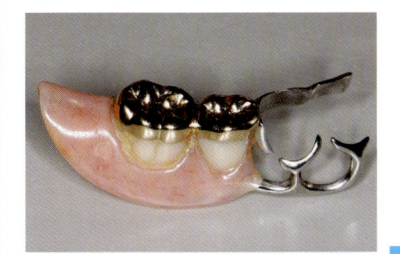

専用酸性洗浄剤を用いて、全自動義歯洗浄器にて洗浄

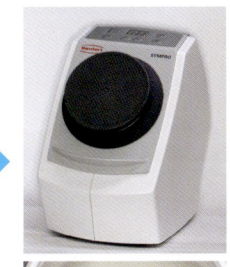

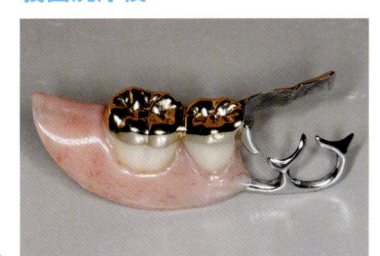

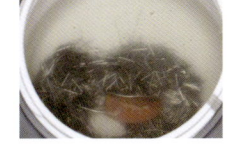

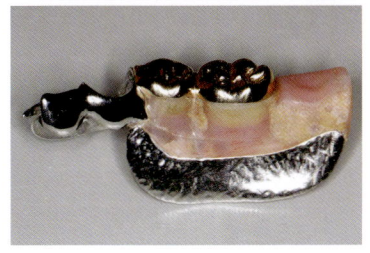

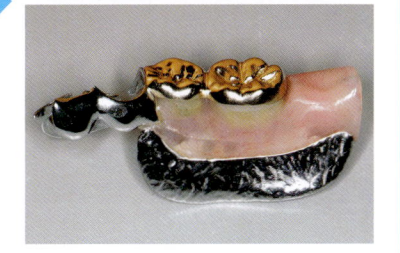

● プロフェッショナルケアでの義歯洗浄剤の効果

歯石様沈着物に効果

酸系義歯洗浄剤
（酸性）

色素沈着に効果

次亜塩素酸系義歯洗浄剤
（アルカリ性）

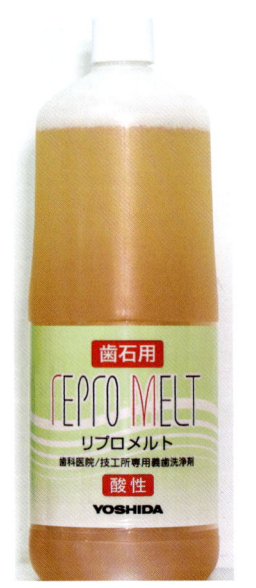 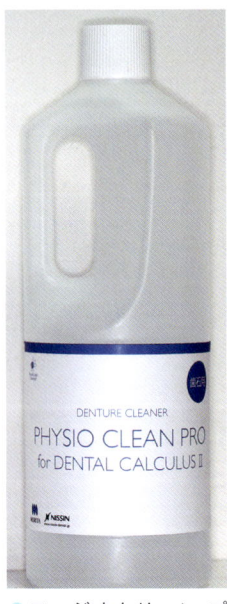 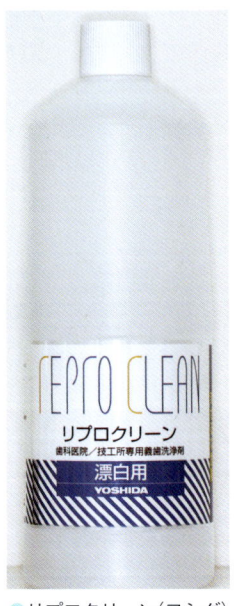 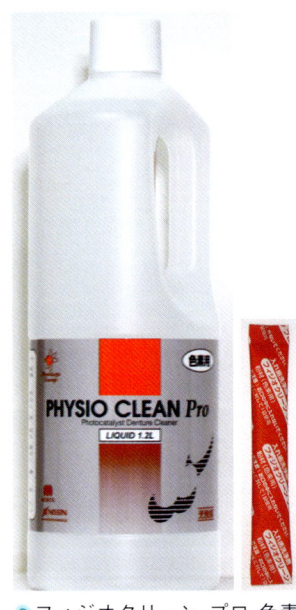

● リプロメルト（ヨシダ） ● フィジオクリーン プロ 歯石用Ⅱ（ニッシン） ● リプロクリーン（ヨシダ） ● フィジオクリーン プロ 色素用（ニッシン）

　酸系義歯洗浄剤（酸性）の主成分であるリン酸は、歯石様沈着物の主成分であるリン酸カルシウムを溶解します。次亜塩素酸系義歯洗浄剤（アルカリ性）の主成分である次亜塩素酸ナトリウムは、義歯の主な汚れである有機汚れ（タンパク質・炭水化物・脂肪）を分解し、また高いバイオフィルム除去能を示します。どちらの義歯洗浄剤を効果的に使用すべきか、判断することが大切です。

スチーマーによる義歯表面清掃

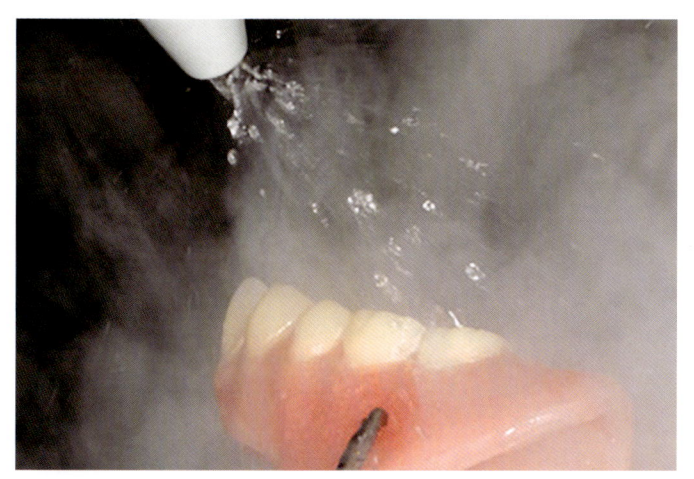

●義歯表面に付着した食物残渣などの汚れや軽いデンチャープラークは、スチーマーで除去できる

　義歯の表面に付いた食物残渣などの汚れや軽いデンチャープラークは、スチーマーで除去することができます。しかしながら、強固に付着し、義歯内部まで浸透した汚れや歯石様沈着物を除去することは難しく、過度にスチーマーを用いることにより、**義歯材料の変形や変色を起こす可能性があります。とくに軟性材料の種類によっては、スチーマーの使用が禁忌の場合もあります。**

● 酸系義歯洗浄剤

義歯洗浄前

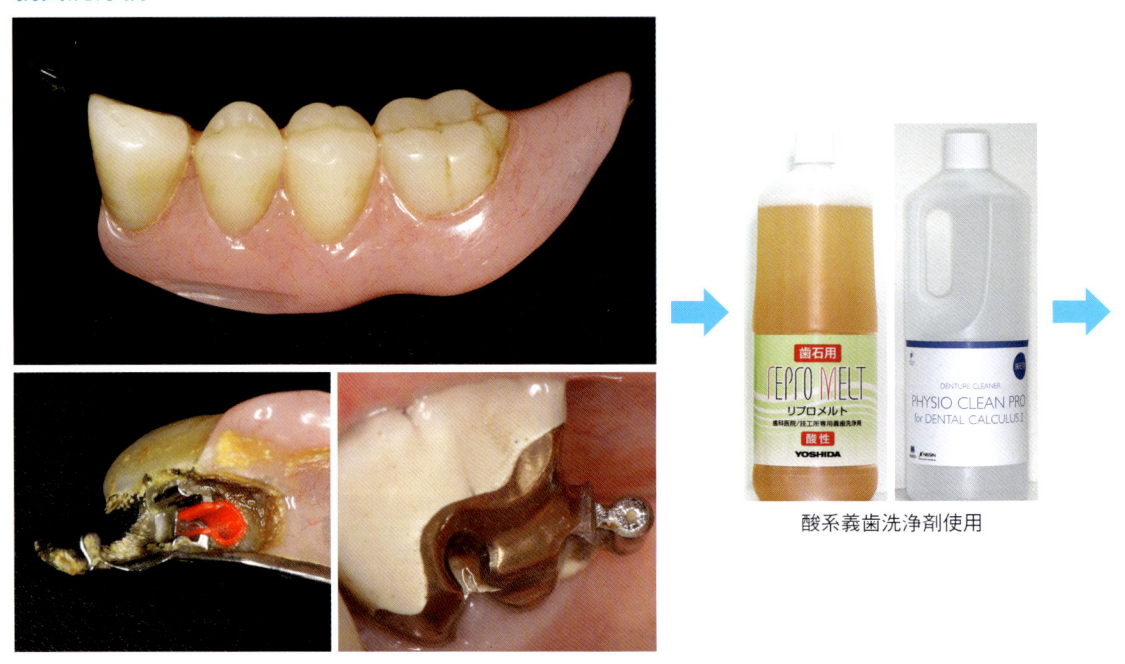

酸系義歯洗浄剤使用

義歯洗浄後

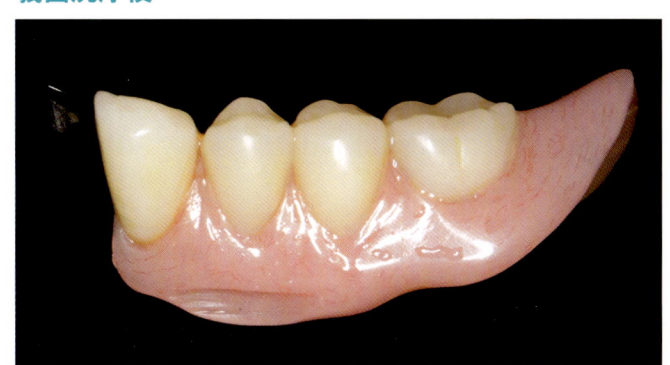

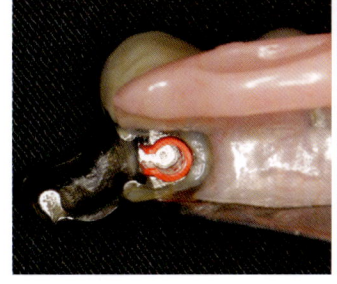

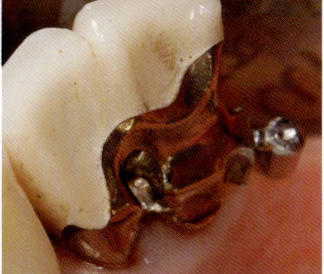

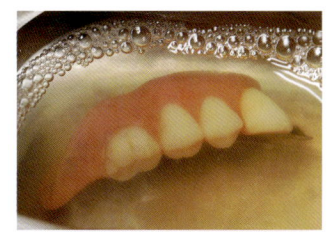

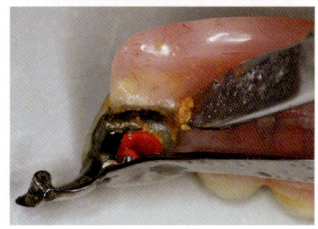

強固な歯石様沈着物の除去

　強固に付着した歯石様沈着物
は、酸系義歯洗浄剤によって軟
らかくしてから、エバンスなど
で除去します。

● 次亜塩素酸系義歯洗浄剤

たばこによる色素沈着の除去

義歯洗浄前

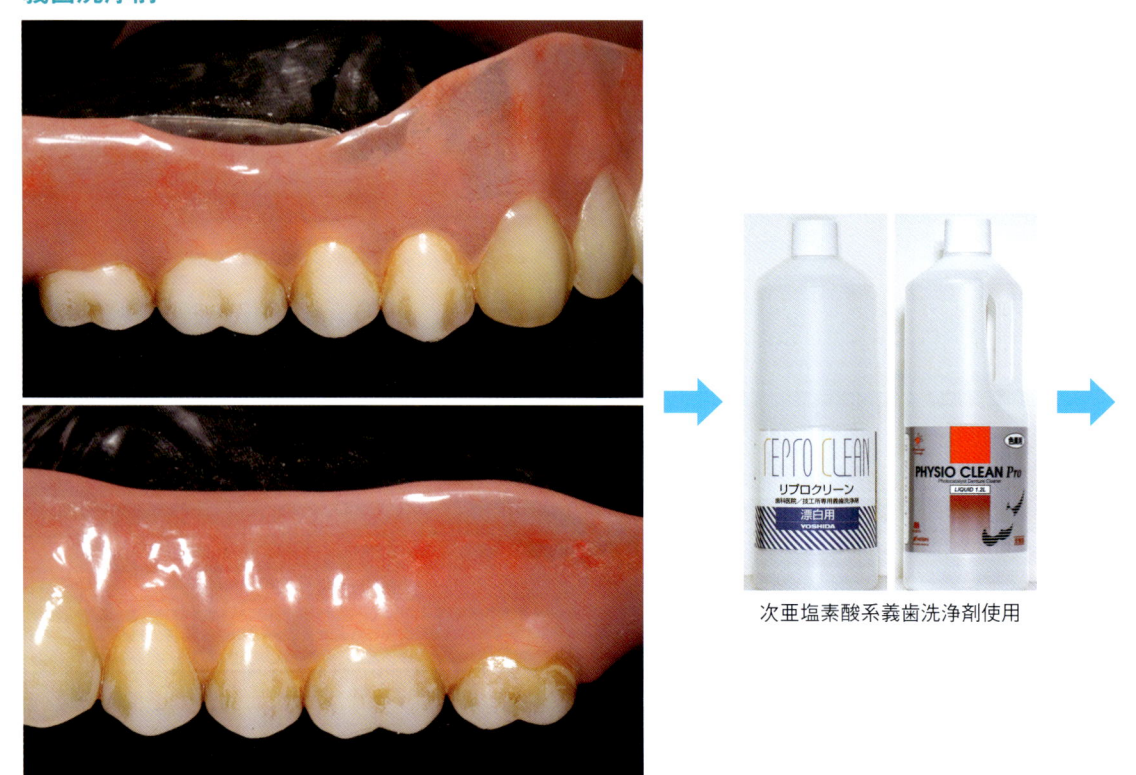

次亜塩素酸系義歯洗浄剤使用

義歯洗浄後

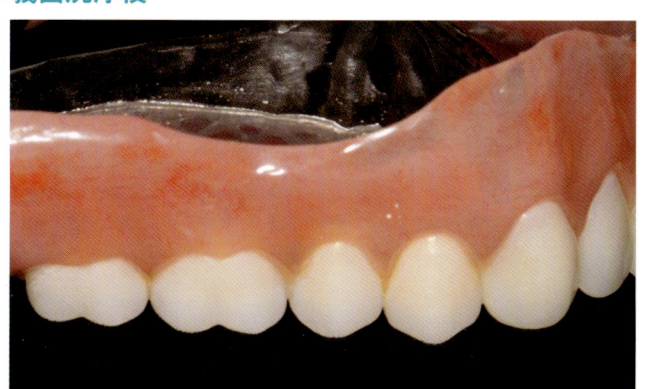

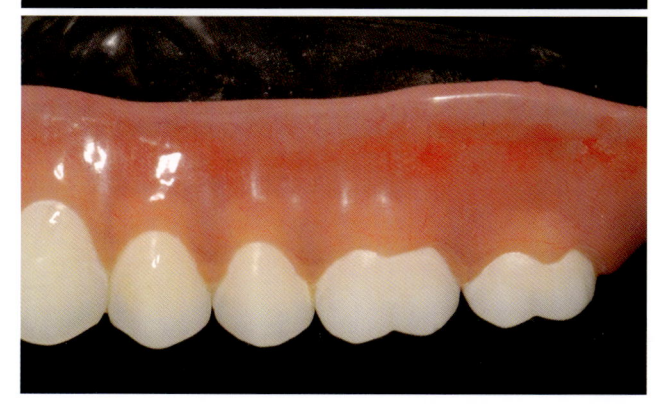

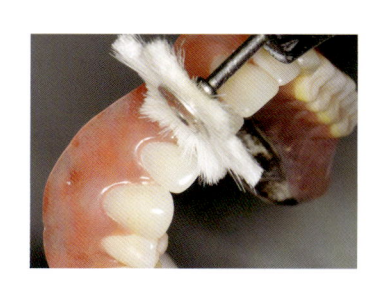

プロフェッショナルケアの仕上げ

洗浄後は義歯研磨を行い、義歯表面を滑沢化させます。詳細は、P.75、86を参照してください。

歯石様沈着物と色素沈着が 混在する義歯の洗浄例

次亜塩素酸系義歯洗浄剤使用前

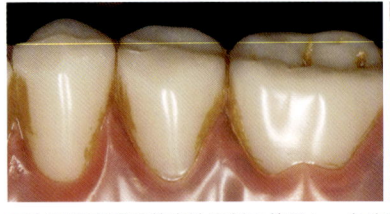 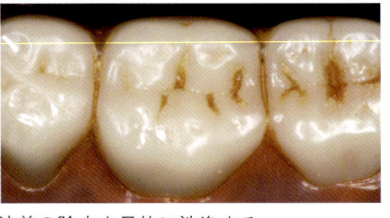

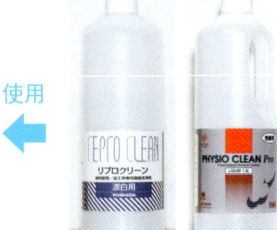

次亜塩素酸系義歯洗浄剤

- 次亜塩素酸系義歯洗浄剤を使用し、色素沈着の除去を目的に洗浄する

使用 ←

酸系義歯洗浄剤使用前

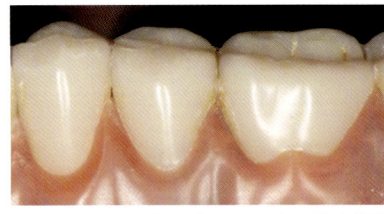 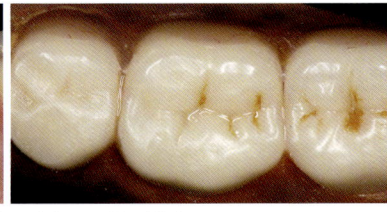

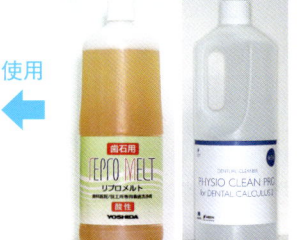

酸系義歯洗浄剤

- 酸系義歯洗浄剤を使用し、歯石様沈着物の除去を目的に洗浄する

使用 ←

義歯洗浄後

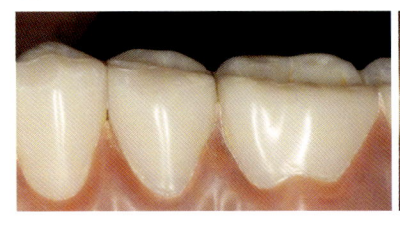 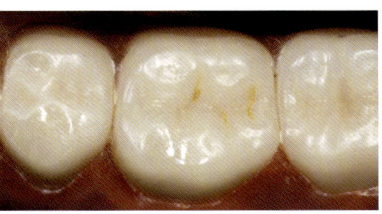

　　歯石様沈着物と色素沈着が混在し強固に付着している場合、次亜塩素酸系と酸系の義歯洗浄剤を併用することもあります。先に使用した薬液が義歯に残留しないように、よく水洗してから別の薬液を使用します。

● 機械的清掃で落としきれない付着物

硬く付着したガム

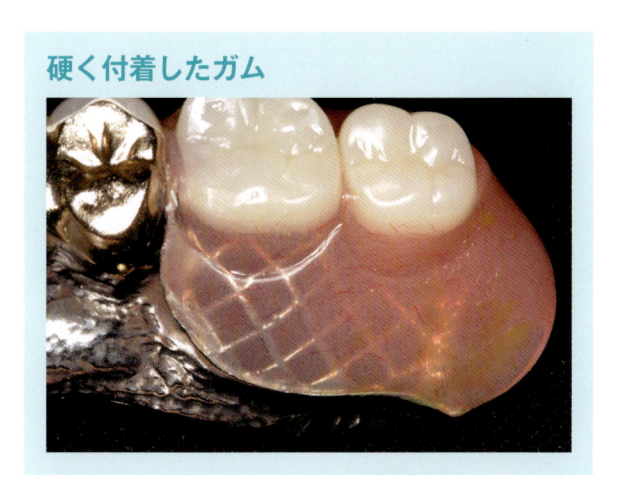

ガムを除去

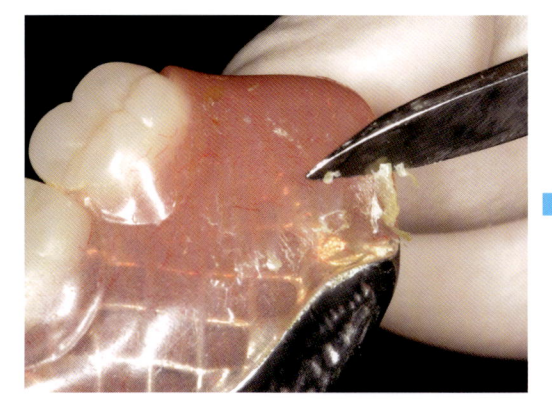

義歯研磨

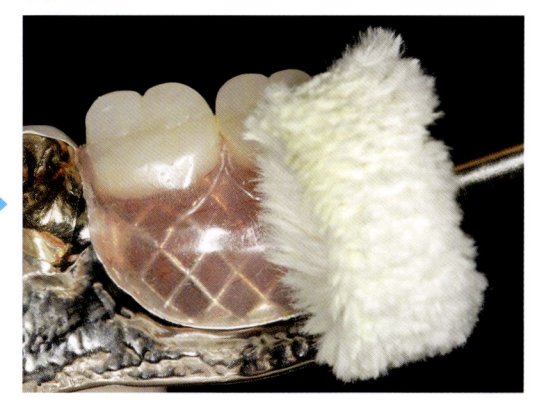

　　エバンスなどで固まったガムを削り取った後、義歯表面を滑沢化させるために、機械的に義歯研磨を行います。

● 義歯清掃の仕上げ研磨の必要性

レーズによる義歯研磨

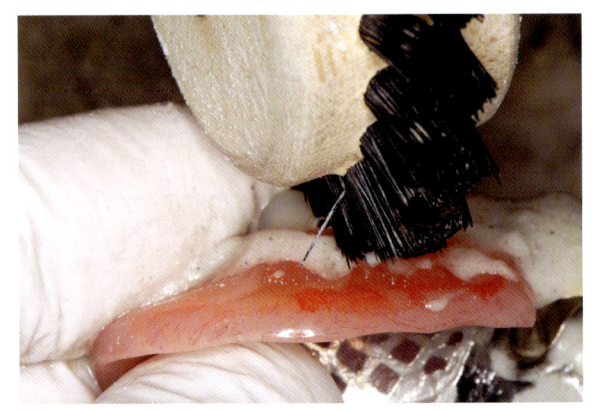

ハンドピースによる義歯研磨

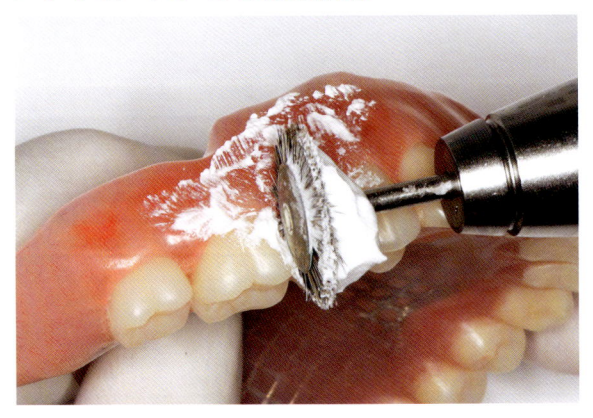

　義歯に付着した歯石様沈着物や色素沈着を物理的に除去すると、義歯表面に傷が付きます。義歯研磨を行って、表面を滑沢化させるだけではなく、デンチャープラークの付着を防ぎます。

トピックス

● 歯科訪問診療時のデンチャーメインテナンス

歯科訪問診療では、全身疾患などによって歯科医院へ通院することが難しくなった方に対し、歯科医師や歯科衛生士が居宅や施設などの生活の場に伺い、一般的な歯科治療や口腔ケア指導、摂食嚥下（飲み込み）の検査や指導を行います。

患者は高齢者や障害のある方が中心で、多数歯を失ってしまっている場合もあり、治療内容としては義歯の調整や義歯を新しく製作することが多くなります。

義歯は、欠損した歯の機能を回復する装具で、咀嚼するための道具というイメージが強いかもしれません。しかし、それ以外にも、義歯には人と話すときに発音を明瞭にしたり、外見の一部として自信をもって人とコミュニケーションをとるという社会的な役割も果たしています。施設を生活の場としている高齢者は集団で暮らしており、よりいっそう、よく笑い、よく話し、楽しく生活していくために、義歯は重要になると考えます。

また、歯を多く欠損した後、そのままにしておくと、上下の顎で噛み合う歯がなくなり、口元がクシャッとつぶれたような状態になります。その状態が長く続くと、口の周囲の筋肉が徐々に固くなり、動かしにくくなることもあります。義歯にはそれを防ぎ、口の周囲の筋肉を保ったり、リハビリテーションを行う役割もあります。

義歯を常に患者の役に立つ状態とするためには、日ごろからのケアが必須です。患者自身または家族、施設などの職員、そして歯科訪問診療の担い手である私たちがともに連携し、義歯のケアにかかわっていきましょう！

◎ 歯科訪問診療における義歯のセルフケア

ここでいうセルフケアとは、患者自身または家族、施設の職員が行う義歯のケアを指します。一方、歯科医院のスタッフが義歯清掃などを行うことをプロフェッショナルケア（プロケア）といいます。訪問した際、患者自身が口腔清掃を行っている場合でも、まずは患者の口腔内の状態をチェックし、しっかり把握しましょう！　義歯が口の中にあることを長期間把握されず、ご本人も外すことができず、そのまま不潔な状態で義歯が装着されたままになり、歯肉が腫れてしまっている方も見受けられます。

1. 患者の清掃動作に問題がない場合

若いときからの習慣のまま、義歯を外して磨いている方が多いと思いますが、年齢を重ねると、どうしても手の動きの精密さが欠けてきてしまいます。あまりにも早く清掃を終わらせていないか、きちんと汚れを落とせているか、義歯自体を外すことができずに困っていないかなど、確認してみましょう。状況に応じて、声かけやちょっとしたお手伝いが有効である場合や、仕上げ磨きが必要

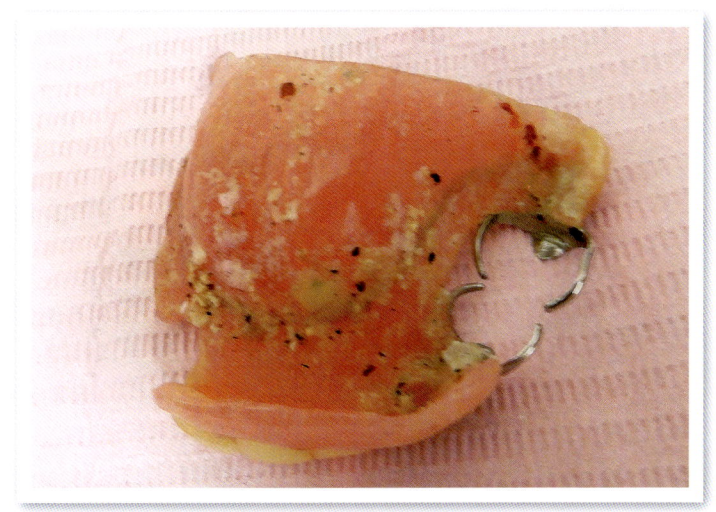

● 在宅患者の初診時の義歯の状態。数日外していなかったと考えられるうえに、右側臼歯部の義歯床と人工歯は破折したまま使用していた

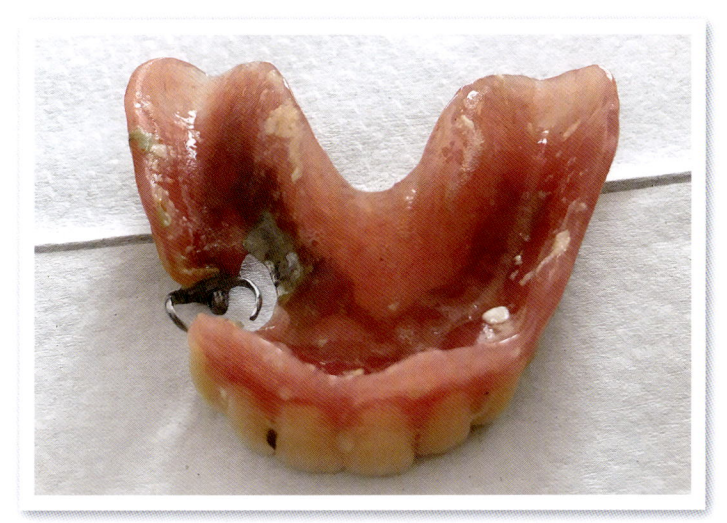

● 在宅患者の初診時の義歯の状態。義歯清掃は行っているとのことであったが、診療直前に食べていたものだけではなく、蓄積したプラークも付着している

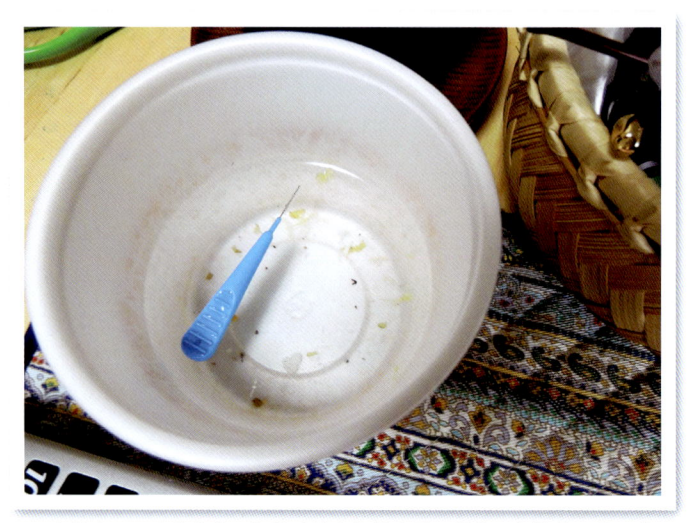

●一人暮らしの在宅患者の初診時義歯保管容器の状態。保管容器内の水も汚れたままである。食事後、義歯をそのまま容器に放り込み、清掃はしていなかった

な場合もあります。

2. 患者自身では清掃動作が難しい場合

さまざまなケースが考えられますが、ここでは認知症や脳血管障害の後遺症をもつ患者について述べたいと思います。

1）認知症患者の場合

口腔内や義歯の清掃を拒否される方もいますので、よくコミュニケーションをとって安心してもらうことが第一歩です。その後、どの程度の口腔清掃や義歯清掃を習慣として記憶しているかにより、周囲の介入度合いは異なります。

- 患者自身で口腔内や義歯の清掃をする場合は、清掃しやすいセッティングと、声かけを行う。

仕上げ磨きが必要なときもある

- 患者自身で清掃しない場合や拒否が強い場合は、患者が安心できる方法に配慮しながら（たとえば、本人の納得なく他人が義歯を外すと、「盗まれた！」と思ってしまう方もいる）、清掃の介助を行う必要がある

2）脳血管障害の後遺症に伴う麻痺がある患者の場合

左右の上肢麻痺があると、思うように清掃を行えないことがあります。

- 患者自身が清掃する場合、清掃しやすい上肢の可動範囲や握力などを考慮して歯ブラシなどを選び、セッティングする必要がある。部分床義

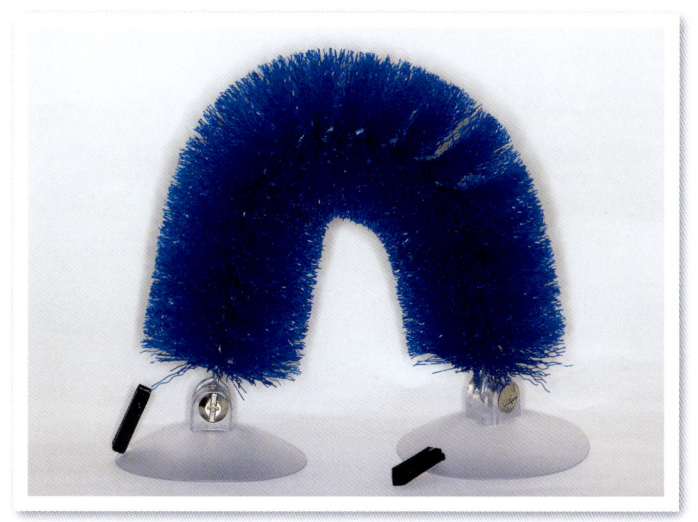

● 上肢に片麻痺がある場合でも使用できる吸盤付きの義歯ブラシ。できるだけ自立できる環境を整えることは重要である。ブラシ自体の清掃を忘れずに行うことが必要である

歯の場合は、クラスプの位置によっては自分で外しにくいので、介助する必要がある

• 患者自身での清掃が難しい場合、介助にて義歯を外して口腔清掃を行う必要がある。声かけは忘れずに！

◎ 歯科訪問診療における義歯のプロケア

義歯を私たち歯科医療従事者がプロフェッショナルケアとして行う場合、もちろん器具や材料の選択も大切です。

私たちは専門家として、主に義歯の汚れが残りやすい部分の徹底した清掃、義歯を専用の機械で研磨して着色を除去すること、適切な洗浄剤を選択することができます。なかには、超音波洗浄器を歯科訪問診療時に持参する先生もいます。

しかし、1度の歯科訪問診療で義歯を清掃して満足というのでは意味が薄くなります。本当の意味でプロフェッショナルに求められるのは、その患者や家族がそれぞれの環境において、口腔内や義歯の清掃を最大限にできるように、ともに考え、環境を整える視点をもてるかどうかです。そのような視点を備えている方こそが真のプロフェッショナルです。清掃を継続できるように、環境を整える観察眼をもち、今後ますます求められる多職種との連携を積極的にとっていくことが望まれています。　　　　　　　　　　　　　　[湯田亜希子]

● 誤嚥性肺炎

　一般のメディアからも、誤嚥性肺炎という言葉を耳にする機会が増えたのではないでしょうか。

　肺炎は、平成23年には脳卒中を抜いて日本人の死因第3位となりました。年間約12万人が亡くなっており、死亡総数の9.4％に相当しています。

　そのなかでも、誤嚥性肺炎は細菌が食べものや唾液とともに誤って肺に流れ込んで生じる疾患で、高齢者の肺炎の70％以上が誤嚥に関係しているといわれています。誤嚥性肺炎の原因は大きく分けて2つあり、口腔内や咽頭内容物の誤嚥と、胃逆流物による誤嚥であるとされています。

　脳血管疾患の後遺症などが原因で嚥下反射の低下が起こり、細菌が唾液などとともに肺に流れ込んでもムセは起こらず（不顕性誤嚥）、肺の中で細菌が増殖して肺炎を引き起こします。ムセが起こらないので周囲から見ていてもわかりにくいのですが、症状としては、なんとなく元気がない、食事中にムセ込む、喉が常にゴロゴロ鳴っている、唾液が飲み込めないなどがあります。

◎ 誤嚥性肺炎予防のポイント

　誤嚥性肺炎を未然に防ぐために、私たちは何ができるでしょうか。

　最も重要なのは、「唾液をきれいに保つこと」です。唾液がきれいならば、無意識に唾液を誤嚥してしまっても、肺炎を発症するリスクを抑えることが可能となります。

　では、唾液をきれいに保つためには、どうしたらよいでしょうか。シンプルなことですが、食後や就寝前にしっかりと口腔内と義歯の清掃を行うことです。

　その際、前述のような症状が認められ、嚥下機能の低下が疑われるときは、とくに注意が必要です。歯ブラシなどで落とした汚れが唾液に溶け込んで誤嚥に繋がる可能性も考慮し、口腔ケア時は落とした汚れはもちろん、唾液も嚥下してしまわないように、口腔外へ排出しましょう。また、うがいにも注意が必要です。うがいの水はどんなに注意しても少なからず喉に流れ込む可能性があり、ムセることができない場合は、汚れを含んだ唾液が誤嚥されてしまうリスクを伴います。うがいが難しいときには、スポンジブラシで拭き取りましょう。もちろん、義歯自体のケアも忘れずに！

　安全な口腔ケアを行って誤嚥性肺炎を予防し、患者がおいしく食べ続けられる環境を整えましょう。

［湯田亜希子］

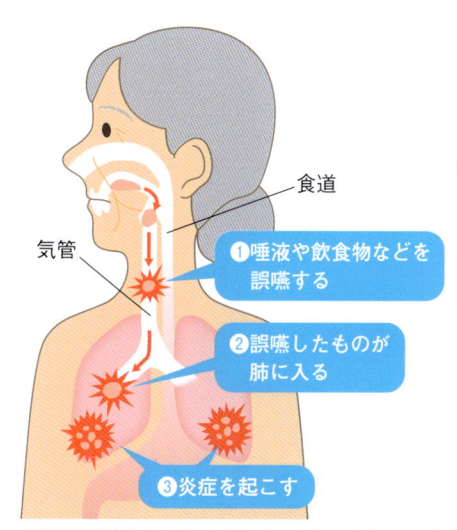

食道

気管

❶唾液や飲食物などを
誤嚥する

❷誤嚥したものが
肺に入る

❸炎症を起こす

● 誤嚥性肺炎はどのようにして起こるのか。食道を通っていくはずの食物が気道に入ってしまうところから始まる

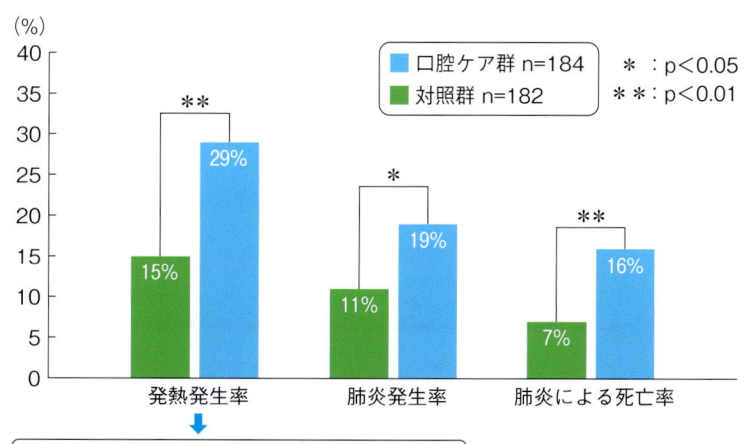

発熱者：37.8℃以上の発熱が2年間で7日以上

● 口腔ケアのエビデンス。口腔ケアは発熱発生率や肺炎発生率、ひいては肺炎による死亡率を減少させる（米山武義，他：要介護高齢者に対する口腔衛生の誤嚥性肺炎予防効果に関する研究．日歯医学会誌，20：58-68，2001.）

大規模災害時のデンチャーメインテナンス

　大規模災害発生時、人命救助や救急医療が優先されます。しかし、東日本大震災のように、学校などで大人数による避難生活が長期化すると、感染症などによる二次的な要因による犠牲者（災害関連死）が増えてきます。避難所では、寝る場所の確保、食べものの確保などから行われ、衛生管理への対応が後回しになりがちです。とくに抵抗力が弱い乳幼児や高齢者は、環境の変化によるストレスも重なり、感染症が重症化する傾向にあるようです。東日本大震災では、地震発生から1〜2週間後に肺炎で死亡した人が多かったと報告されています[1]。

　筆者は東日本大震災で、地震発生後3日間は自衛隊などからの給水車、非常食の配給はなく、たいへん苦労しました。自宅避難だったので歯磨きはできましたが、電気、ガス、水道は1ヵ月以上復旧せず、飲み水の確保に苦労しました。後に学校で避難していた患者から、「500mLの小さいペットボトルの水を10名で分けて飲んだ」、「歯ブラシがなく、口の中がネバネバして気持ち悪かった」などと聞きました（**図1**）。

◎ 非常時持ち出し品

　石巻市では、避難所になった学校に仮設歯科診療所を設置できたのが、震災発生10日後のことでした（**図2**）。患者の要望は「入れ歯がなく噛めない」、「入れ歯が当たって痛い」、「歯ぐきが腫れて痛い」などさまざまでしたが、その多くは歯磨きができないことによる口腔衛生不良が原因でした。なかでも、「入れ歯がなくて噛めない」は、

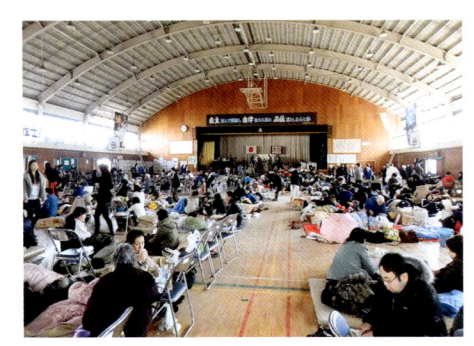

図❶　東日本大震災発生2日後の避難場所

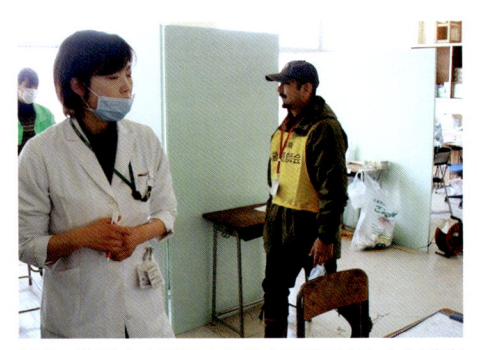

図❷　石巻市立門脇中学校内に設置された仮設歯科診療所

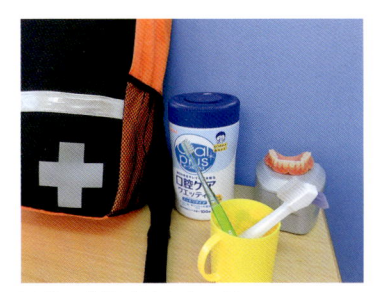
図❸　非常時持ち出し品

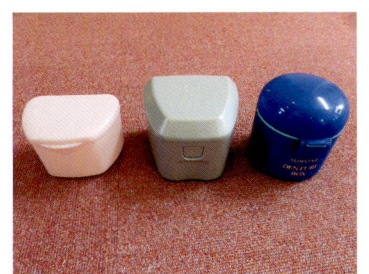
図❹　義歯ケース

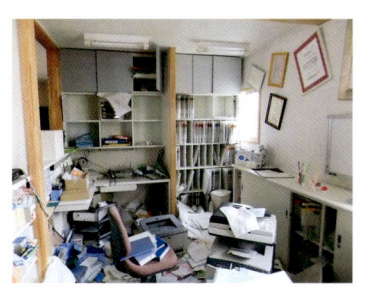
図❺　地震発生直後の当院受付

抵抗力の弱い高齢者が食事を摂れず、栄養を補給できない、大きな問題に直結します。

　避難用の"非常時持ち出し品"に、義歯、義歯用ブラシ、歯ブラシは必要だと思います（図3）。大規模災害発生時の時間帯によりますが、食後や就寝時など、義歯を外しているときは義歯専用ケースに入れて保管し、すぐに持ち出せるようにしておくとよいでしょう（図4）。地震による大きな揺れの後は物が散乱し（図5）、義歯を探して避難が遅れては、その後に起こり得る余震や火災、津波などで生命の危険に晒されるおそれがあります。したがって、義歯はコップやタッパーなどに入れておくのではなく、普段から義歯ケースに入れておくことが重要です。

◎ **誤嚥性肺炎の予防**

　誤嚥性肺炎は、前項で紹介されているとおり、食べものや唾液が食道ではなく誤って気管に入ってしまい、口の中の細菌が肺で増殖して炎症を起こす病気です。

　その予防で最も重視しなければならないのは、口の中をきれいにすることです。普段の生活では当たり前にできることでも、災害時の避難所では十分な水の確保も難しく、口の中や義歯をきれいに保つことは困難になります。

　避難先の学校で6ヵ月間も避難生活をしていた患者から、「消灯が9時で水道が混雑し、歯磨きができない」、「みんなのいるところで入れ歯を外すのは恥ずかしい」などという話を聞きました。水がない、義歯を人前で外したくないときは、口腔内に使用できるウエットティッシュによるセルフケアを実施するとよいので、常備しておくことをお勧めします（図6）。このようなウエットティッシュは刺激の強いアルコールを含んでおらず、軟らかいシートで毛羽立ちにくく、歯頸部に当てても痛くありません。使い方は、人指し指にウエットティッシュを巻き、歯磨きのように歯や歯肉を磨いたり、義歯に付いている汚れを拭います（図7a、b）。

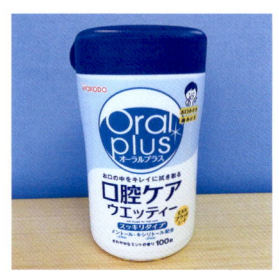

図❻　口腔内用ウエットティッシュ。オーラルプラス 口腔ケアウエッティー（和光堂）

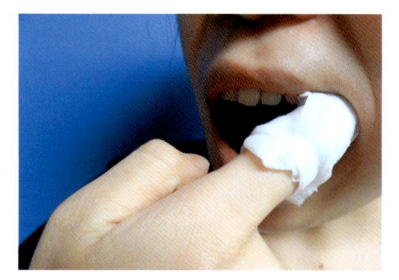

a：人指し指にウエットティッシュを巻き、歯や歯肉を拭う

b：義歯についている汚れを拭う

図❼ a、b　口腔内ウエットティッシュの使い方

◎ 唾液の分泌を促す

　唾液は消化、咀嚼の補助作用だけではなく、殺菌・抗菌作用、緩衝、抗脱灰作用などがあります。つまり、細菌やウイルスが口から侵入するのを防ぐ防御機構になっているのです。

　高齢者に口腔乾燥を訴える方が多いことは知られていますが[2]、震災や避難所などでの環境の変化によるストレスも、口腔乾燥の原因になります。口が乾燥すると舌炎、口腔カンジダ症などの口腔粘膜疾患、う蝕の多発や歯周病の進行など、さまざまな問題が出てきます。また、義歯を使用している方は、唾液の減少によって義歯と粘膜が擦れて潰瘍ができ、義歯の使用が困難になります。

　石巻歯科医師会では、平成23〜26年まで、のべ74回、仮設住宅に歯科医師と歯科衛生士を派遣し、口腔衛生指導、講話、唾液腺マッサージの仕方などをお話ししてきました（図8）[3]。避難している方々にブラッシングや唾液の重要性を伝

えていたのですが、参加した方々からは「仮設住宅はプレハブで寒く、暖房をつけると口が渇いて困る」などの相談がありました。そのため、唾液腺マッサージの方法や、保湿・湿潤剤を義歯内面に塗布してから、義歯を装着するようにお話ししました（図9）。

◎ 医療者として

　本項では、主に東日本大震災での筆者の経験をもとに解説しました。阪神・淡路大震災後でも、多くの方が肺炎で亡くなられたことが報告されています[4]。

　せっかく災害から助かった命が、その多くが避難所で失われている現実から、大規模災害時の口腔ケアの重要性がクローズアップされています。残念ながら、東日本大震災では、津波による多くの家屋の流失で、想定外の規模の避難所数と避難者数の多さにより、誤嚥性肺炎の発生も多く起こりました。今後、避難所での口腔ケアの重要性を

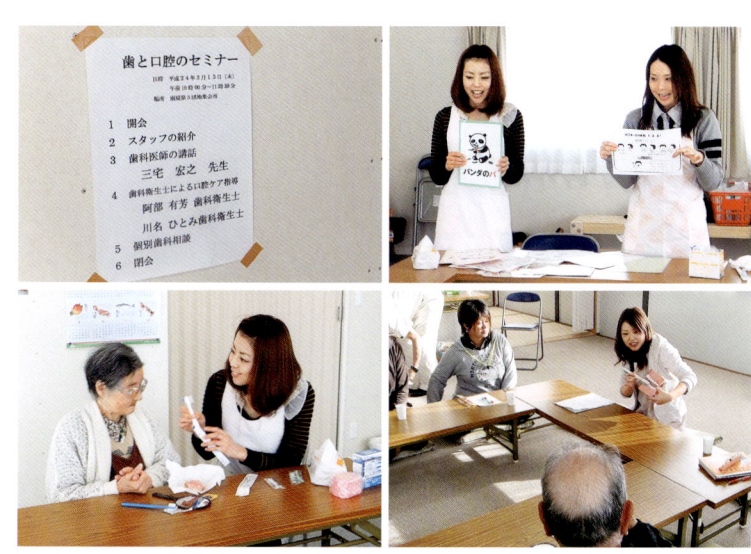

図❽　仮設住宅にて行った「歯と口腔セミナー」

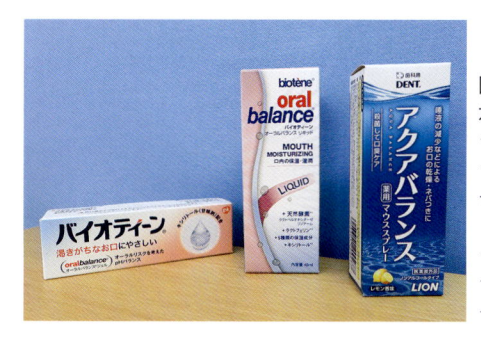

図❾　口腔内の保湿・湿潤剤。左から、バイオティーン® オーラルバランス®ジェル（グラクソ・スミスクライン）、バイオティーン® オーラルバランス®リキッド（グラクソ・スミスクライン）、デント・アクアバランス 薬用マウススプレー（ライオン歯科材）

多くの歯科医療従事者が認識し、自ら率先して口腔ケアを心がけてほしいと思います。[三宅宏之]

【参考文献】

1）Shibata Y, et al: BMJ Open 2016; 6: e009190.doi: 10.11 36/bmjopen-2015-009190.

2）柿木保明，寺岡加代，他：年代別にみた口腔乾燥症状の発現頻度に関する調査研究 厚生科学研究費補助金長寿科学総合研究事業「高齢者の口腔乾燥症と唾液物性に関する研究」平成13年度報告書．2002：19-25.

3）石巻歯科医師会：仮設住宅等における歯科医相談事業.

4）足立了平，他：震災関連死における肺炎発生率．日本口腔感染症学会誌，19（1）：2-10，2012.

● おわりに

　“歯科医療従事者だけではなく、義歯装着高齢者やその介助者の方々にも手に取っていただきたい”という気持ちで本書を企画・進行させ、最小限の解説と豊富な写真によって構成するように努めました。

　しかしながら、義歯の機械的清掃と化学的清掃のみに焦点を当て、1冊をまとめることは容易ではなく、多くのサポートがあったおかげで形にすることができました。

　最後に、義歯用ブラシ、超音波洗浄器、義歯洗浄剤を取り扱う歯科メーカーの皆様方、歯科ディーラーの皆様方、そしてデンタルダイヤモンド社 木下裕介様をはじめ、スタッフの皆様方のご協力とご尽力に感謝申し上げます。ありがとうございました。

2017年8月
ナカエ歯科クリニック
前畑 香

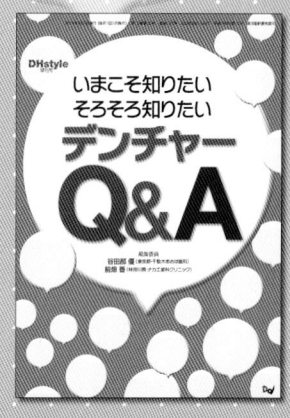

●監修・編著者プロフィール

谷田部 優（やたべ まさる）

1983年	東京医科歯科大学歯学部 卒業
1985〜2002年	東京医科歯科大学歯学部 文部教官助手
1991年	東京医科歯科大学 歯学博士学位取得
1994〜1995年	オランダ国立ACTA客員研究員
2000〜2002年	東京医科歯科大学歯学部附属歯科技 工士学校 非常勤講師兼任
2002年	東京都文京区にて開業
2009年〜	東京医科歯科大学歯学部 臨床教授

【所属学会】
日本補綴歯科学会 指導医・専門医
日本磁気歯科学会 会員
口腔病学会 会員 他

【著書】
『1歯欠損から1歯残存までを補綴する Best Denture
Design』（デンタルダイヤモンド社）、『DHstyle増刊号 いま
こそ知りたい そろそろ知りたいデンチャーQ&A』
他多数

前畑 香（まえはた かおり）

2000年	神奈川歯科大学 卒業
2006年	ナカエ歯科クリニック 院長
2016年〜	神奈川歯科大学 非常勤講師

【所属学会】
有床義歯学会 指導医
日本顎咬合学会 認定医
日本補綴歯科学会 会員 他

【著書】
『DENTURE 1st book ビジュアルでわかる総義歯作
製"超"入門』（デンタルダイヤモンド社）、『DHstyle増
刊号 いまこそ知りたい そろそろ知りたいデンチャー
Q&A』他多数

デンチャーメインテナンス

発行日	2017年9月1日　第1版第1刷	
著　者	前畑香　三宅宏之　湯田亜希子	
発行人	濱野 優	
発行所	株式会社デンタルダイヤモンド社	
	〒113-0033 東京都文京区本郷 3-2-15 新興ビル	
	電話 = 03-6801-5810 (代)	
	https://www.dental-diamond.co.jp/	
	振替口座 = 00160-3-10768	
印刷所	能登印刷株式会社	

ⓒ Kaori MAEHATA, 2017

落丁、乱丁本はお取り替えいたします